医者も驚いた！

ざんねんな人体のしくみ

JN136319

工藤孝文

青春新書
PLAYBOOKS

はじめに

〝小宇宙〟といわれる人間の身体は、実に神秘的です。

かつて私は医学生として、人体について学びました。現在は医師として、自分自身の、そして患者さんの人体と向き合っているわけですが、人間の身体というものは本当によくできているなと、日々感心させられています。

しかし、この緻密な人体も見方を変えるとちょっとざんねんだったり、情けなかったりすることが多々あります。

たとえば、私たちの足は、ストレスがかかると臭くなってしまう。ニキビは数えるだけで増えてしまう。そして、どういうわけか蚊に刺されやすい人がいる、などなど。「いったい、何だってそんなしくみになっているんだ！」と、頭を抱えてしまうようなざんねんな現象が、人体ではいろいろと起こり得ます。

あるいは、目を開けてクシャミをすると眼球が飛び出す危険性があったり、赤ちゃんと大人では骨の数が全然違っているなど、意外な事実も1つや2つではありません。

そこで私は、人体にまつわるちょっとざんねんな現象や意外な事実について、1つひとつ、医学的・科学的根拠を調べてみることにしました。すると、思わず「こんなしくみになっていたのか!」と叫びたくなるような衝撃の事実が、次々と判明していったのです。

本書では、そんな医者である私自身が驚いた人体にまつわる身近で不思議なしくみを、誰にでも理解していただけるように、やさしく解き明かしてみました。

本書を読んだ皆さんが、そのしくみを知ってちょっと「トホホ…」な気分になったり、「へーっ、そうだったのか!」と納得しつつも、私たちの人体をいっそう愛おしく感じていただけたなら、うれしく思います。

医者も驚いた！　ざんねんな人体のしくみ

もくじ

ちょっと恥ずかしいんですけど…

なんでこんなに不便なの⁉

これってホントに必要？

やっぱり年はとりたくない！

早く教えてほしかった…

努力してもムダだった！

ちょっと
恥ずかしいんですけど…

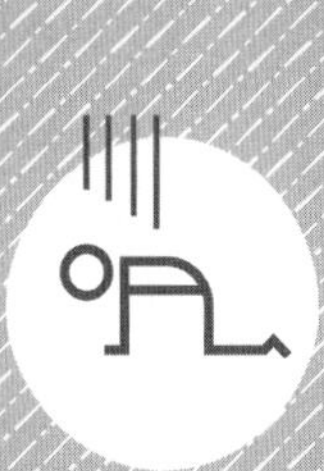

我慢したおならは口から出る…は本当か？

おならといえば、多かれ少なかれニオイがあるし、なにせお尻の穴から出るものですから、人前ではできるだけしないようにしている人が多いでしょう。

でも、あまり我慢しすぎると、やがておならが口から出てきて口が臭くなる、という話を聞いたことはないでしょうか。

そもそもおならとは、腸内で発生した二酸化炭素、メタン、硫化水素などのガスがお尻の穴から出たものです。しかし実際には、おならを我慢していないときでも、私たちの口からは、このおならのもととなるガスだったものが呼気となって吐き出されていると聞いたら、ショックを受ける人は多いのではないでしょうか。

でも、安心してください。通常、私たちの呼気からはおならのニオイはしません。

腸内で発生したガスの一部が腸管から吸収され、血液に乗って体内を巡り、肝臓へ送り届けられます。すると、肝臓という素晴らしい臓器により無臭化され、さらに肺に届けられ、そこで呼気に交換され、口や鼻から身体の外へ放出されているのです。

ですから、臭いガスのまま放出されてしまうおならと違い、口から出る呼気はそれほどニオイがしないのが普通なのです。

しかし、おならを我慢し続けると、そうはいきません。血液に乗って肝臓に届けられるガスの量がどんどん増えてしまい、肝臓は対処しきれなくなってしまうからです。その結果、肺へ届くガスもいつもよりニオイがきつくなり、最終的に呼気にもニオイが出てしまいます。つまり、口臭が強くなるのです。

人前でおならをするのと、口臭が強くなるのと、どちらがいいのか。どちらもざんねんな選択ですが、その前に、できるだけ腸内環境を良くして、ガスを増やさないようにすることが大切でしょう。

ストレスで足が臭くなる不思議

普段足がそれほど匂わない人でも、仕事が忙しかったり、ストレスが多くて気の重い日々が続いていると、だんだんと足が臭くなってくるものです。お風呂に入る回数は変わらないのに、なんでだろうと不思議に感じたことはありませんか。

実は、本来、人の足は無臭です。足の裏は「エクリン腺」という汗腺が集中しているので汗は多くかきますが、汗自体にニオイはないのです。

では、なぜ足は臭くなるのか。

実は、足のニオイは、足の汗や皮脂、皮膚、爪の汚れなどをエサに繁殖した雑菌から出る排泄物が原因です。特に、水虫菌として知られる白癬《はくせん》菌が悪臭の原因になるといわれています。

それでは、どうしてストレスがあると、足が余計に臭くなるのでしょう。

これは、ストレスによる自律神経の乱れが深く関係しています。自律神経が乱れると、足の裏に大量の汗をかくため、雑菌が繁殖しやすくなるのです。ニオイの原因菌は、高温多湿の環境でより繁殖するため、ストレスがかかって汗が増えると原因菌の老廃物が大量に発生し、不快なニオイを発生させることになります。湿気の多い夏場は足が臭くなりやすいので、特に注意が必要です。

また、サイズの合っていない靴を履くこともニオイの原因になります。なぜなら、サイズが小さい場合も大きい場合も、足にとっては大きなストレスになるからです。同じ靴を一日中履いていたり、足に合わない靴下を履いていることも、足にとってはストレスですから、やはり注意が必要です。

足が臭くなると、自分はもちろん、周囲の人々にもざんねんな思いをさせることになりかねません。足と心の状態をできるだけ快適に保ち、本来の、無臭の足の裏を保つようにしましょう。

タンスの角に足の小指をぶつけてしまう医学的根拠

本格的なケガになることはめったにないけれど、思わず叫んでしまうほど痛いのが、タンスの角に足の小指をぶつけてしまう現象。頭や手をタンスにぶつけることはほとんどないのに、どういうわけか足の小指だけはぶつけがちです。

実は、このざんねんな現象がなぜ起きるのか、その医学的根拠がちゃんとわかっています。

結論から先にいうと、それは、人の身体位置覚がやや鈍いことが主な原因。身体位置覚とは、視覚情報に頼らずに、自分の身体がどれくらいのところまで、どんな状態で位置しているのかを判断する能力のことで、いわば、自分の〝車幅感覚〟といったところ。

人が、自分の足の位置をどのように認識しているか、身体位置覚について調べた研究があるのですが、それによると、人の足幅はおよそ10センチありますが、多くの人が自分の足の幅をそれより外側から1割ほど狭く感じとっていることがわかりました。つまり、多くの人が、約1センチほど、自分の足の幅感覚を、実際より内側に認識しているというわけです。

1センチといえば、おおよそ足の指1本分程度。ですから、私たちは、自分の足が問題なく通過できると思って足を動かしても、実際にはちょうど小指1本分ほど足が外側まであるケースがあり、そのはみ出した部分をタンスなどの障害物にぶつけてしまう、ということが起きるのです。

なお、身体位置覚は特に高齢になると衰えてくるため、これがつまずきの一因になっていると考えられています。周囲の人は十分、注意してあげましょう。

よりによって、ホクロに太い毛が生えてくる謎

ときどき、ホクロから太い毛が生えてくることがあります。ほかの毛より目立ってしまうため、気にされる方は多いようです。

なぜホクロから生えてくる毛に限って、太かったり長かったりするのでしょうか。

一般的なホクロは皮膚にできる良性の腫瘍で、母斑《ぼはん》細胞の増殖によってできるものです。母斑細胞とは、髪の毛や皮膚の色を決めているメラニンという色素細胞が変化したもの。そのため、ホクロのある部分はほかの部分よりもメラニンの生成が活発化しており、そこにある毛穴はメラニンの影響を受けやすいのです。

そのため、ホクロから生えてくる毛は、ほかに比べて黒々と太くなりやすい、というわけです。気になるからといってしょっちゅう抜いていると皮膚に刺激を与えることになるので、自分で処理したい人は、抜くよりも切ったほうがいいでしょう。

酩酊しても、なぜか家には無事に帰れるのに、記憶が無い不思議現象

酔って酩酊《めいてい》状態になった人の多くは、往々にして飲み会の後半の記憶をなくしています。しかし、それくらい酩酊している人でも、どういうわけかちゃんと家までたどり着けるもの。そして翌朝になって、「どうやって帰ったか記憶にない……」と言ったりします。

それにしても、記憶を無くすほど酔っ払っているのに、ちゃんと家まで帰れるのも不思議だし、帰宅できる判断能力が脳にあったにもかかわらず記憶がほとんど残っていないというのも、考えてみれば非常に不思議です。

酔っていても家に帰れるのは人間の帰巣本能の成せる業だと言う人もいますが、ここでなぜ家に帰れるのか、人間の脳の記憶の観点から、説明していきましょう。

人間の記憶は、ちょっとの間だけ留めておく短期記憶と、永続的に留めることにな

る長期記憶に分かれます。ざっくり言うと、普段の体験はまず短期記憶として前頭前野に記憶され、その中から重要なものだけが海馬の働きによって長期記憶へと移行し、大脳皮質に記憶されます。

しかし、酔っ払うと、アルコールのせいで脳の働きが鈍くなり、前頭前野も海馬もちゃんと働かなくなります。そのため、短期記憶も長期記憶もあやふやになり、「翌日になったら何も覚えていなかった」ということが起きるのです。

では、脳がそんな頼りない状態になっている酩酊時に、人はどうして家まで帰れるのでしょう。

実は、脳の中にも、比較的お酒に強い部分があります。そのひとつが、頭頂葉という部分。ここには、その名もナビゲーションニューロンという神経細胞があります。それは、通勤路などの見慣れた視覚情報に対して、過去の記憶を頼りに必要な指示を出す神経細胞です。つまり、このシステムが働いてくれるから、人は家に帰れるのです。

このように人の脳は、酔っ払うと新しい記憶を脳に刻むのは非常に苦手なのですが、古い記憶を引き出す能力は比較的ちゃんと働いています。実に面白い現象ですね。

緊張すると、おしっこがしたくなるのは私だけ？

子どもの頃、授業中や乗り物に乗っているときに急にトイレに行きたくなることが多くて困った、という記憶がある人はたくさんいるはず。でも、思春期が終わる頃には心身ともに安定してきて、大人になると、気にならなくなっているのが普通です。ところが、中には、大人になっても試験や面接の直前や、大事な仕事の前、あるいは、しばらくトイレに行けないときなど、緊張感が増すと、どうもおしっこがしたくなる、という人がいます。いわゆる頻尿です。

頻尿には、膀胱や尿道周囲、排尿に関係した神経系など、身体的に原因のある器質性のものと、心因性のものがあり、実際に多いのは圧倒的に心因性の頻尿です。

心因性の頻尿の原因としては、たいして尿がたまっていなくても、「今トイレに行っておかないと、いつ行けるかわからない」という不安から、どうしてもトイレに行かずにいられないケースや、緊張の影響で膀胱が過敏になっている過活動膀胱のケースなどがあります。いずれのケースも、実際にはたいして膀胱におしっこがたまっていないことが多いのですが、中には、本当にいつもより早く尿がたまってしまい、実際にトイレに行かざるを得ない状態になって起きる、心因性の頻尿症があります。

器質的に問題がないのにどうして？と、不思議に思われるでしょう。

実はこれには、緊張によるホルモンバランスの乱れが関係しています。

緊張すると、脳の下垂体にも影響が及び、おしっこと関係している「バソプレシン」というホルモンの分泌が抑制されてしまうのです。

バソプレシンとは、抗利尿ホルモンのことで、利尿作用を抑える働きを持っています。つまり、バソプレシンが分泌されないと、利尿作用が促進されてしまい、いつもより早く膀胱がおしっこでいっぱいになってしまう、というわけです。

大量に水分をとっていなければ、それが何度も続くということはないのですが、緊張の影響でおしっこの量まで増えてしまうなんて、ざんねんというか、人間の身体は本当に繊細な代物だと、改めて痛感させられますね。

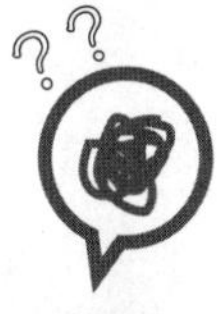

相手にバレバレ。好きな人の前だと顔が真っ赤になってしまうのは…

子どもの頃や若い頃、好きな人と話していたら顔が赤くなってしまい、恥ずかしい思いをしたことはありませんか。あるいは、大人になってから、大事な会議で質問されて焦ったときや、大勢の人の前で話しているうちに、顔がほてって困った、という人もいるでしょう。

こうした赤面は身体的にはたいした問題ではありません。しかし、赤面しやすいご本人にしてみれば、恥ずかしいやら気まずいやらで、心理的にかなりつらい思いをされているようです。

まず、顔が赤くなる原因から探っていきましょう。

緊張すると交感神経が活性化して、血管が収縮し、心拍数、呼吸数、血圧などが上昇します。そして、心臓がドキドキしたり、手が震えたり、汗が出たりします。赤面も、こうした交感神経の活性化が関係していると考えられるので、緊張しやすい人や、交感神経が活性化しやすい人は、顔が赤くなりやすい傾向にあるといえるでしょう。

しかし、実は、どうして交感神経が活性化すると顔が赤くなるのか、そのメカニズムは、ざんねんながら未だ解明されていません。

普通、緊張すると心拍数や血圧は上がりますが、血管が収縮することで顔から血の気が引き、どちらかといえば青白い顔になるものです。一般に、緊張でがちがちになっている人は、文字通り〝顔面蒼白〟であることが多いでしょう。緊張で血の気が引くのなら理屈通りなのですが、顔が赤くなるのは、説明がつきません。興奮状態により体内に熱が生まれ、これを放散させようと顔の血管を拡張させているのではないか、といった説もありますが、はっきりしたことはわかっていないのです。

しくみがはっきりわからないため、ざんねんながら防ぐ手立ても立てづらいわけですが、少しくらい赤くなっても人に迷惑がかかるわけではありません。正直な人だなと好感を持たれることも少なくないので、あまり気にしないのが一番だと思います。

なんとかならないものか⁉
ラーメンを食べると鼻水ダラダラ

ラーメンにそば、うどん、みそ汁などのアツアツの汁物は、特に寒い日などに食べると、本当に身体が温まるものです。

しかし、そんなときに困るのが、なぜかダラダラと出てくる鼻水。別に風邪気味なわけでも、花粉症の季節でもないのに、ラーメンなどを食べただけで突然出てくるあの鼻水は、なんとかならないものでしょうか。

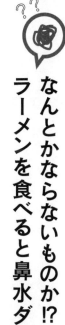

結論から言うと、ざんねんながら、あの鼻水はなんとかなるものではありません。あれは、私たちの鼻の中を守ろうとすることで起きる、身体に備わっている防衛反応のひとつだからです。

蒸気が出ているアツアツのラーメンを食べていると、熱い空気が鼻の中へと入っていきます。すると身体は、「突然、こんなに外気が熱くなったぞ！　鼻の中の温度を下げなければ！」と、鼻の中に入った熱い湯気を冷却するために鼻水を分泌させます。

いわば、暑いとき、汗の気化熱で身体を冷やそうと、皮膚が発汗するのと同じなのです。

ちなみに、反対に、寒い日に野外に出て冷たい外気にさらされると、やはり突然鼻水が出てくることがありますが、これも急激な温度変化から鼻の粘膜を守ろうとすることで起きる現象です。

どちらも私たちの大切な身体のための防衛反応のひとつなので、かっこ悪いと邪険にせず、ありがたく、そっとティッシュでふきとってあげましょう。

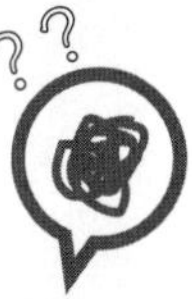

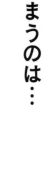

寒いと「赤っ鼻」になってしまうのは…

急に寒いところに出ると、人間の身体は寒さから身を守ろうとして、さまざまな反応を起こします。たとえば、ガタガタと震えがくるのも、自然と鼻水が出てくるのもそのひとつ。

そして実は、鼻の先が赤くなってしまうのも、こうした防衛反応と関係があります。私たちの身体は温度に非常に敏感で、急激な変化が起きると、できるだけ体温を一定に保とうと、血管を拡張させたり収縮させたりしています。基本的には、暑ければ血管を拡張させて熱を放出しようとし、寒ければ血管を収縮させて熱を体内に留めようとします。

そのため、寒い日に、温かい部屋と寒い屋外の出入りを繰り返していると、血管は拡張と収縮を繰り返すことになるのですが、ときどき、寒いところに出ても血管が拡張したまま開きっぱなしになってしまうことがあるのです。

すると、皮膚が非常に薄い鼻などは、拡張したままの血管の状態が透けて表に出てしまいます。これが寒いときの赤っ鼻の原因です。

ちなみに、いわゆる〝赤ら顔〟は、顔の毛細血管が開きっぱなしの状態であり、毛細血管拡張症といいます。

寒さで鼻が赤くなるのを防ぎたい場合は、やはりマスクやマフラーなどで、鼻に直接外気が当たらないようにするといいでしょう。

ただし、鼻が赤くなりやすい人の中には、皮膚も敏感な人が多いようです。しょっちゅうこすっていると、今度は摩擦で鼻の皮膚が赤くなってしまうので、気にしすぎないことも大切です。

エッチな気分でもないのに、朝立ちする！

健康な成人男性であれば、40歳くらいまではほぼ毎日のように経験する「朝立ち」。男性の皆さんは、男の身体に備わっている当たり前の現象として受け止めていることでしょう。

とはいえ、仕事や勉強に真面目に邁進している時期に、特にムラムラしているわけでもないのに毎朝朝立ちするというのは、考えてみれば不思議なしくみです。

そもそも朝立ちとは、いったい何なのでしょう。

朝立ちは、医学的には「夜間勃起現象」と呼ばれています。

睡眠には、深い眠りであるノンレム睡眠と、浅い眠りであるレム睡眠があり、それが交互に現れているということは、皆さんもご存じでしょう。ノンレム睡眠とレム睡眠は1セット約90分ほどで、これが4～5セット繰り返されることで、最終的に浅いレム睡眠から目覚めへと至ります。

レム睡眠中は自律神経が乱れるため、脈拍や血圧、呼吸などが不規則に変動したり、勃起が起こったりすることがわかっています。つまり、「朝立ち」は最後のレム睡眠中に起こった勃起が、目覚めたときに残っていた状態のことで、実際に朝になったから立つのではなく、夜のうちに何度も勃起を繰り返していることがほとんどなのです。

このような睡眠中の勃起は、夢や性的な刺激などとは関係なく起こるもので、男性の身体に備わっている自然な機能にほかなりません。

なぜこうした現象が起こるのか、確実な答えは出ていませんが、おそらく、生殖機能を維持するための試運転のようなものだと考えられています。機械はまったく使っていないと動きが悪くなるのでときどき動かして機能を維持しますが、夜間勃起現象の意義も、そんなイメージです。

試運転の調子が悪くなってきたら、泌尿器をはじめとした疾患や、男性の更年期症候群であるＬＯＨ症候群の可能性があります。「あれ、おかしいな」という日が長く続いたら、一度医師に相談してみたほうがいいでしょう。

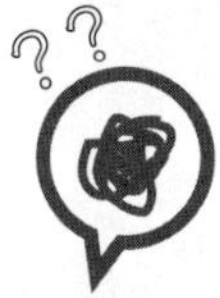

おなかが減ると、おなかが鳴ってしまう、トホホな理由

お昼前の会議中や、おなかが空いている時間帯の映画鑑賞などで、おなかがキュルキュルと鳴り出して困った経験はありませんか。自分の意志ではどうしても制御できませんし、音が出た瞬間は、なんともトホホな気持ちになってしまうものです。

あの困った音の正体は、実は、おなかの中の空気。

人は、空腹感を感じると、脳が「食べろ！」という指令を出します。指令を受けた胃は、食べ物を受け入れる準備を整えようと、伸縮運動を開始します。すると、胃から腸へと空気が一気に動き出し、その結果、キュルキュルとか、グーといった音が発生してしまうのです。

つまり、おなかの中に空気がある限り、おなかが鳴ってしまうことは避けられません。むしろ正常な身体の反応なので、おおらかな気持ちで受け止めるしかないでしょう。

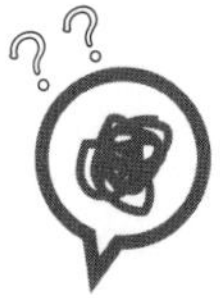

悲しいと涙が出るのは、ストレスを取り除くため？

眼球を潤すことで動きをなめらかに保ち、ほこりやまつ毛、あるいはもっと小さな異物やばい菌や刺激物などから瞳を保護する役割を果たしている涙。

涙が出るのは人間だけではなく、他の多くの動物も、ちゃんと涙を流す機能を持っています。しかし、人間の涙には、他の動物たちにはおそらくないと考えられている特別な涙があります。

それは、感情的な反応によって流す涙。つまり、悲しいときや悔しいときなどに流す涙です。

実は、目に異物が入ったときなどに反射的に流れる涙と、悲しいときなどに感情的に流れる涙では、その成分に違いがあります。反射的涙はほぼ水であるのに対し、感情的な涙には、プロラクチンというホルモンが含まれているのです。

人は悲しくなると脳の中の感情を担当する部分が内分泌システムに働きかけ、このプロラクチンを分泌させます。それが涙腺を刺激することで涙が出てしまい、その涙の中にもプロラクチンが含まれている、というわけです。

プロラクチンは母乳の分泌を促す作用を持つホルモンとして主に知られていますが、そのほかにも、痛みを軽減するといった作用があると考えられています。そのため専門家の間では、おそらくプロラクチンには、感情的なストレスを軽減する効果があるのではないかと推察されています。

昔から、「泣くとスッキリする」「泣いたら気持ちが楽になった」「泣くのはストレス発散になる」などといわれていますが、その理由は、このプロラクチンにあったと考えられるわけです。

つまり、人が悲しくて涙を流すのは、自分のストレスを軽減するため、ともいえなくもないわけです。そんな風に理屈で涙の理由を説明してしまうと、なんだかちょっとさびしいですね。

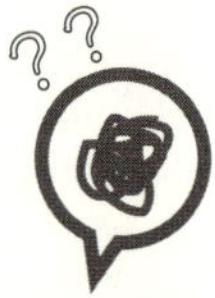

録音した自分の声が、他人の声に聞こえるワケ

会議や何かしらの発表などで録音された自分の声を聞いたとき、「なんだこの変な声は!?」と、がっかりしたことはありませんか。

録音された自分の声を普段から聞き慣れている人は別として、多くの人は、自分が思っている声との違いに戸惑いを覚えるようです。

では、どうして自分が聞いている声と、録音した声は違うのでしょうか。

私たちが普段聞いている人の声などの音は、空気中を通って耳の鼓膜を振動させることで聴覚神経が感じとっている音です。録音されているときの自分の声も、マイクは空気の振動を録音しているわけですから、これにあたります。専門用語では「気道音」といいます。

しかし、いつも聞きなれている自分の声は、アゴの骨を伝わって頭蓋骨に響き、直

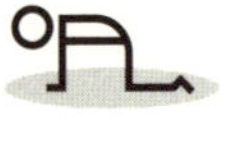

接聴覚神経に伝わってくる音で、「骨導音」といいます。皆さんは「骨伝導」という言葉を聞いたことがあると思いますが、骨導音とは骨伝導で聞こえる音のことであり、自分の声が聞こえるしくみはまさに骨伝導なのです。

つまり、録音で聞く自分の声と普段自分が感じている自分の声では、聴覚神経への伝わるシステムが違うため、それなりに音が違って聞こえるのは当然のこと。

録音された自分の声が嫌いだという人は多いようですが、あなた以外の人に聞こえているあなたの声は、録音された声のほうが近いと思って正解です。

ただし、変な声に感じられるのは、多くの場合、慣れていないだけです。何度も聞いていれば気にならなくなる人が多いですから、ざんねんな気持ちになる必要はないでしょう。

なんでこんなに不便なの!?

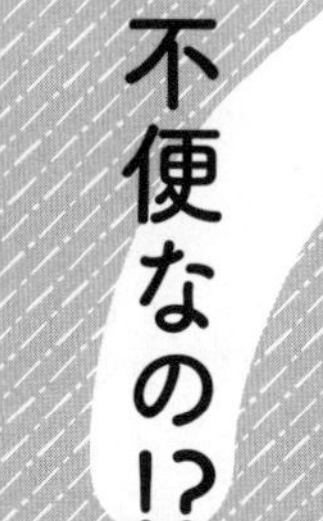

食べたものがノドに詰まってしまうのは人間だけだった！

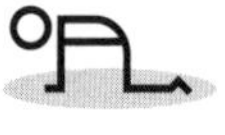

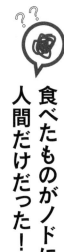

毎年正月になると、不幸にも餅をノドに詰まらせてしまう人が、必ず何人かいます。餅に限らず、あわてててたくさんの食べ物を飲み込もうとしたりすると、人はときにノドを詰まらせます。ひどいときは、窒息死してしまうこともあります。

では、人間以外の動物はどうでしょうか。たとえば、ライオンやトラといった猛獣たちはすごい勢いで獲物を食べることがありますが、彼らはノドに食べた物を詰まらせて死んだりはしないのでしょうか。

ざんねんながら、食べ物をノドに詰まらせてしまうのは、ほ乳類の中では人間だけ。これは、人のノドが独特の構造になっているために起こる特異な現象なのです。

実は、人以外のほ乳類のノドには、食べ物の通り道である食道と、空気の通り道である気管が、道路の立体交差のように存在しています。そのため、食べ物が気管に入ってしまうことは基本的にありません。

一方人間は、食道と気管の入り口が、まるで線路のように切り替わる構造になっていて、いちいち通り道を替えることになるため、食べ物が気管に詰まるといった問題が起きやすいのです。

人間の場合、咀嚼《そしゃく》した食べ物を飲み込もうとすると、ノドの奥にある軟口蓋《なんこうがい》という部分が口腔と鼻の間を塞ぎます。同時に喉頭蓋《こうとう》というもう1つの蓋が肺に通じる気道を塞ぐことで、ようやく、食べ物が食道に落ちていく状態になります。つまり人は、食べ物を飲み込むのと、空気を吸うことを同時に行うことができません。飲み込む瞬間には、必ず息を止めているのです。

そのため、軟口蓋や喉頭蓋の動きに不具合が起きれば、食べ物が鼻腔に逆流したり、気道に入り込んでしまうことになります。これは、動物に比べればかなり危険な構造と言わざるを得ないでしょう。

ちなみに、何らかの原因で、気道に食べ物が入ってしまうことを誤嚥《ごえん》といい、これがきっかけで肺炎になってしまうのが、高齢者に多い疾患として知られる誤嚥性肺炎です。

人間のノドの奥がこんな構造になっていなかったら、食べ物が気管に詰まる可能性も減ると考えられるので、そういう意味ではざんねんな構造です。

しかし、こうした切り替え式の構造になっているからこそ、声帯を振動させ、それを口の中で共鳴させて、人間特有の声として発することができる、ともいえるのです。

食後にすぐ走ると左わき腹が痛くなるのはなぜ？

たとえば、遅刻しそうになった日の朝食後、駅まで小走りを続けていたら左わき腹が痛くなったといった現象は、誰でも一度は経験したことがあるでしょう。激痛というわけではありませんが、不快は不快。こんな面倒なことが起きなければ、食後でももっと素早く動けるはずです。一体なぜ、こんなことが起こるのでしょうか。

かつてそれは、横隔膜の痛みだといわれていました。走ることで酸素の消費量が上がり、それに伴って横隔膜が一時的な虚血状態になるため、その部分がけいれんするからと考えられていたのです。

しかし、それなら、なぜ左側に限る痛みなのか、説明がつきません。そこで次に出てきたのが、身体の左側に位置する脾臓《ひぞう》の痛みによるもの、という説です。

脾臓は、長さが10数センチほどで、そら豆のような形をした、まさに左わき腹にある造血・リンパ器官です。

まず、食事をすると、消化のために血流が腸管などに集まっていきます。すると、門脈《もんみゃく》（大腸、小腸、すい臓、脾臓などの静脈から肝臓へとつながっている血管）の血流も、当然増加します。その結果、門脈の圧力が上がり、そこにつながっている脾臓の血の巡りが悪くなって一時的にうっ血が起こり、脾臓に痛みが出る、という理屈でした。

しかし、その後の研究により、どうやらこれもおかしい、という話になりました。なぜなら、この理屈通りであれば、一時的に血液がたまることで、脾臓は通常よりも少し大きくなっているはずです。ところが実際には、食後、健常者の脾臓は通常より3パーセントほど小さくなっていることがわかったからです。

このことから、脾臓は、食後、普段蓄えてある血液を、消化のために多くの血液を必要とする腸管に送り出していると推察できます。

さらに、脾臓は、激しい運動をしたときも小さくなることがわかっています。この場合は、運動により骨格筋で大量の血が必要になるために、ため込んでいた血液を送り出していると推察されます。

つまり、食事をしても、運動をしても、脾臓は自分の血を他の器官のために送り出し、その結果収縮が起きるため、食べてすぐ激しい運動をすると左わき腹に痛みを感じていると考えられるわけです。

こんなしくみになっていなければ、私たちは食後すぐでも、必要なときは激しい運動でもラクにできたはず。そう思うと、ちょっとざんねんな気分になりますが、ほかの器官のためにわが身を削って必死に血液を送り出している脾臓のことを思って、食後すぐの運動は避けてあげてはいかがでしょうか。

なお、左のわき腹あたりは大腸が大きく曲がっているところで、ガスや便がたまりやすい部分でもあるため、食べてすぐ走ると、負担がかかって痛みが出ることがある、ともいわれています。

リスク大なのに、なぜキンタマは外についているのか!?

私は野球部でキャッチャーをしていたので、股間にボールが当たると痛みで冷や汗をダラダラとかき、もがき苦しんでいました。これは、男性のキンタマが身体の外に出ているから起こる悲劇といえるでしょう。

男性の股間にぶら下がっている左右の袋には、精子を作る精巣が入っているわけですが、実は多くの動物の精巣はおなかの中にあります。しかし人間を含めたほ乳類の雄は、精巣＝キンタマが外についています。身体の外にあれば、ボールはもちろん、何がぶつかるかわかりません。おなかの中にあるより明らかにリスク大なのに、なぜ人間のキンタマは外についているのでしょうか。

これは、精子が育つのに適した温度が、ほ乳類の体温よりも低いため。おなかの中に精巣があると、体温が高すぎるために、精子が育ちにくくなってしまうからです。

ちなみに、精巣が入っている袋はシワシワになっていますが、あれも非常に重要です。シワシワの下にある筋肉が、暑いと伸び、寒いと縮むことでラジエーターのような役割を果たし、キンタマの温度を常に精子の適温に保つ役目を果たしているのです。

まあ、その点はよくできたシステムともいえるのですが、痛い思いをするリスクと隣合わせというのは、ちょっとざんねんというか、なんともコワイ話です。

小指だけ曲げたくても、薬指まで曲がってしまうのは脳のせいだった！

試しに、手のひらを広げて、小指だけ曲げてみてください。薬指がまったく動かず、小指だけを完全に独立して曲げることができる人は、ほとんどいないでしょう。どうしても薬指が一緒に折れ曲がったり、小指と一緒に内側に動いてしまうはずです。

この原因は、最近まで、「小指と薬指の腱《けん》がつながっているから」といわれていました。腱とは、筋肉と骨をつないでいる部分のことで、指などを曲げ、その部分の筋肉が収縮すると、腱も引っ張られる構造になっています。そして実際、人差し指、中指、薬指、小指の腱は、横につながっています。このため、小指を曲げると、物理的に隣の薬指の腱も一緒に引っ張られ、曲がってしまうのです。

これはこれで間違いではないのですが、実は、指を別々に動かせない理由はそうした構造の問題だけではなく、脳や神経のしくみと大きく関係していることがわかってきました。

私たちが身体を動かすとき、まず、脳にある神経細胞が指令を出し、それが全身に張り巡らされた神経を通って筋肉に届き、その部分を動かしています。このとき、脳内の神経細胞は、各筋肉それぞれに担当が決まっています。

しかし指の場合、各指を動かす神経細胞が完全に分かれているわけではないため、薬指と小指が一緒に動いてしまうといった現象が起こってしまうのです。実際、神経から送られる電気活動を測ってみると、中指しか曲げ伸ばししていなくても、薬指や小指につながっている筋肉も活動することが、実験で明らかになっています。逆に言えば、無理に指を1本だけ動かすというのは、脳にとってはかなり負担が大きい、ということです。

ただし、ピアニストの例を挙げるまでもなく、個人差はあるものの、訓練次第で指はバラバラに動かすことができるようになります。こうした訓練を続けていると、指を動かす際に働く脳細胞の数が減ることもわかっています。つまり、指をバラバラに動かせる人とそうでない人では脳に違いがある、ということなのです。

緊張で足がガクガクするのは、人間だけではない！

人は、大勢の人の前で話したり、何かを披露するときなど、緊張で手足がガクガク震えてしまうことがあります。ものすごく怒っているときなど、感情が高ぶっているときも、声や身体が震えることがあるでしょう。

これは、興奮のホルモンとして知られるアドレナリンの作用のひとつです。アドレナリンが分泌されると、血圧や心拍数が上がり、場合によっては身体の震え（けいれん）も起きます。

こうした精神的な問題からくる身体の変化は人間特有のものと思われがちですが、緊張すると体内でアドレナリンが分泌され、震えなどの変化が起きるのは、実は動物も一緒です。

動物の場合、たとえば草原を歩いているときに向こうから別の動物が現れると、瞬時に緊張します。相手は自分に危害を加える可能性のある動物なのか・そうでないのか、そして、今、自分は逃げるべきなのか・戦うべきなのか、全神経を使って判断する必要があるからです。

こうした瞬間、身体がすぐに動く状態になっていなければ、動物にとって命取りになりかねません。そのため、アドレナリンが血圧と心拍数を上げることで全身に血液を巡らせ、急な運動に身体が対応できるようにしているのです。

ちなみに、猫や犬が、見知らぬ動物と対面したとき、体中の毛を逆立てて全身で震えたりすることがありますが、まさにあれは、アドレナリンが作用している状態です。

つまり、人間が人前で緊張してガクガク震えるのは、目の前の人々が自分を傷つけるのではないかと警戒している状態、ともいえるでしょう。やはりどんなに進化しても人間も動物の一種。自分たちの意思だけではコントロールできない身体の反応は、まだまだいろいろあるのです。

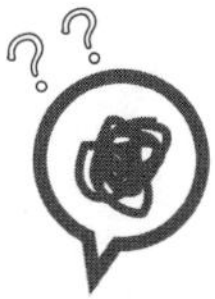

普段から火事場の馬鹿力が出せればいいのに…

人間の身体というものは、窮地に追いやられると驚くような力を発揮することが知られています。いわゆる、「火事場の馬鹿力」というやつです。

確かに、火事に限らず、生命の危機が迫っているようなときや、愛する人や大切なものを守らなければいけないとき、人は普段では考えられないような身体能力を発揮することがあるようです。

そこで素朴な疑問ですが、どうして私たちの身体は火事場のような非常事態において馬鹿力が出るのでしょうか。そんな力を出せるポテンシャルがあるのなら、火事場とはいわずとも、スポーツ競技など、ここぞというときに馬鹿力を発揮したいと思う人は少なくないでしょう。

私たちは普段、真剣にスポーツをしているときなどでも、すべての筋肉の最大限の力を発揮しているわけではありません。

それは筋肉の問題ではなく、脳の問題。脳が、「これ以上力を出すと身体が危ないよ」という指令、いうなればリミッターをかけているのです。このことは、すでにいくつかの実験でも証明されています。

たとえば、筋肉に最大の力を出させておいて、そこにつながる神経に電気刺激を与えたところ、それ以上の大きな力が出たという報告や、催眠術をかけたことで、同じ人物が発揮できる力が増えたという報告もあります。また、こうした報告を受けて、中枢神経に効く興奮剤を服用させて実験を行ったところ、やはり筋力が上がったという結果も出ています。これらは、私たち人間が、自分の意思の力だけで筋力をコントロールできているわけではない、ということを証明しているといえるでしょう。

このように、筋力の働きを脳が制限することは、「中枢による抑制」と呼ばれています。つまり、たとえば命の危険を感じるような異常事態によって脳が興奮状態に陥り、中枢による抑制がはずれない限り、火事場の馬鹿力を出すことは、私たち人間にはざんねんながらできないのです。

では、私たちは自分の筋肉が出せる最大限の力のうち、どれくらい力を発揮しているのか——これについては諸説あり、確実なところはわかっていません。

そうはいっても、スポーツの試合などで、普段以上の力をどうしても発揮したいと考えているなら、大きな声を出してみることをおすすめします。

よくテニスの試合などを見ていると、1球打つたびにとんでもない雄叫びを上げている選手がいますが、あれは、大きな声を出すことで中枢のリミッターをはずす方法で、「シャウト効果」と呼ばれています。実験でも、確かに筋力が上がるという結果が報告されています。

スポーツ選手でなくとも、私たち人間は大きな力が必要なときは、意識的に、あるいは無意識的に大声を出すことがよくあります。これは、シャウト効果という言葉を作り出す前から人々が自然と身につけ、実践してきた知恵だったといえるでしょう。

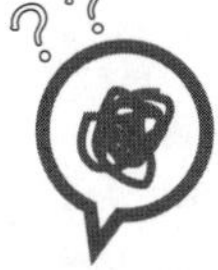

方向音痴の人は、なぜ必ず逆を行ってしまうのか

世の中には、方向音痴の人とそうでない人がいます。方向音痴の人は、はじめて行く場所には地図を見ていてもなかなかたどり着けなかったり、行きはなんとかたどり着いたとしても帰り道がわからなくなったり、また、一度行ったことがある場所でも道順がなかなか覚えられなかったりと、ざんねんな体験を人生で何度もしていることでしょう。

そこへいくと、方向感覚の良い人は、はじめて行く場所でも、地図をさっと見ただけでどちらの方向へ行けばいいかが頭に入り、自分がいまどの位置にいるのかといった予測も、かなり正確にできます。

同じ人間なのに、どうしてこんな違いが起きるのでしょうか。

そもそも人間には、方向を感知する器官はついていません。たとえば、平衡感覚については、耳の奥にある三半規管がその役割を果たしているのですが、そうした器官が方向感覚においては存在しないのです。

実は、動物によっては地磁気を感じる器官が発達している種もあるので、人間は動物の中では方向音痴な種だといえるでしょう。

人間の場合、空間関係は脳の海馬が処理していると考えられており、空間を把握するための情報のとり方や、その記憶の刻み方などの違いが、方向感覚の違いとなって表れているのではないかと考えられています。

とはいえ、21世紀の現代においても、方向感覚の違いがなぜ生まれるのか、詳しいことはよくわかっていません。

それにしても不思議なのは、方向音痴の人に限って、帰り道を歩き出すときに、たいがい反対方向へ行ってしまうことです。

たとえば、はじめてのお店で食事をしたあとなど、店を出て駅に向かうときに、たいがい逆に歩き出します。いつも逆なのですから、思った方向と反対に歩きはじめれば正しい方向に行ける——つまり、ある意味方向感覚が良いのでは？という変な推測さえ成り立ってしまいます。

これについては、方向音痴の人は、方角的にどちらが正解という感覚がないため、無意識的に見覚えがあるほうへ歩き出してしまうからだと考えられています。つまり、帰り道として正解の方向は、来るときにずっと背中を向けていた方向なので、映像として頭に残っていません。そこへいくと、駅と反対の方向は、歩いてくる間にずっと見ていた方向なので、映像として見覚えがある。だから、ついついそちらに向かって歩き出したくなる、というわけです。

ちなみに、方向音痴については、こういう人がなりやすい・なりにくい、といった傾向もはっきりしていません。

ひと昔前、『話を聞かない男、地図が読めない女』という本が流行したこともあって、方向音痴といえば女性が多いと考えられるようになりましたが、実際に調査したところ、男女の間に明らかな差はない、という結論に至っています。

特に女性の場合、自分は方向音痴だと思い込んでしまっている人もいるようなので、一度苦手意識をはずしてみるといいかもしれません。

物心がつく前の記憶がないのはなぜか？

あなたのもっとも古い記憶は何歳くらいでしょうか。ときどき「母親の産道を苦しみながら通ったのを覚えている」とか、「１歳のときに泣いていた記憶がある」とか、真顔で語る人がいますが、ざんねんながら、これはまず、勘違いです。

よくいわれているように、大人になっても残っている記憶はだいたい３～４歳からで、それより前の、まだ赤ちゃんだったころのことは覚えていないのが普通です。どうして私たち人間の脳には、物心がつく前の記憶が残っていないのでしょうか。

人間の脳の成長の過程を、ざっくり見てみることにしましょう。

人間の脳は、胎児のときにすでにかなりできあがっているのですが、さらに、誕生してから５～６歳くらいまでの間に劇的な成長を遂げます。

誕生時の赤ちゃんの脳は、約４００グラムほどですが、５～６歳になると１１００

〜1200グラムにまで成長します。

大人の脳が約1300〜1400グラムほどですから、5〜6歳までの成長ぶりがどれほど劇的か、おわかりいただけるでしょう。

しかもその間、脳の細胞は、シナプスという神経細胞間のネットワークをどんどん広げていきます。人が脳に記憶を刻みつけるためには、このシナプスこそが重要で、同じ信号を何度も通すことで、その部分のシナプスはより強固になります。シナプスの形成はその後も続き、その数は3〜4歳で最大になります。

ところが、です。

実は、シナプスの形成が続いている裏側では、2〜3歳頃から、シナプスの急速な崩壊がはじまっています。シナプスというものは、信号が流れない部分が壊れていく運命にあります。結局、新たなシナプスが増えていく反面、古くからあった大量のシナプスが壊れていくため、結果的に、大人になる頃には全体で半分にまで減ってしまうのです。

これは、お母さんのおなかの中の環境と、生まれてきてからの環境があまりにも違うため、そうした違いに適応するために、シナプスがごっそり作り替えられるからだと考えられています。

つまり、主に胎児の頃に作られたたくさんの古いシナプスは、その後ほとんど信号が通わなくなり、消えてなくなる。そして、それらのシナプスを介することで思い出されていた古い記憶も、シナプスの崩壊とともに、5〜6歳の頃にはすっかり消えてしまうというわけです。

これが、私たちに物心がつく前の記憶が残らない理由と考えられています。もし胎児の頃や1歳の頃の記憶があるなら、ぜひ自分自身で思い出してみたいものです。

ごっそり消えてしまうのは、やっぱり、ちょっとざんねんですね。

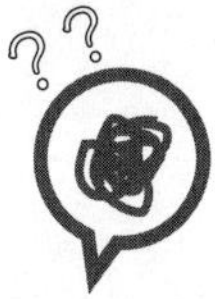

どうせ抜くハメになる親知らずは、なぜ生えてくる!?

大人になってから、ある日突然生えてくる、親知らず。生えるといっても、スムーズにきれいに生えることは案外少なくて、ひどく傾いていたり、生えてくるときに異様に痛かったりすることがよくあります。

親知らずは、中途半端に生えていると、結果的に歯並びが悪くなったり、歯茎が炎症を起こしたりすることがあるため、歯医者さんに行くと、抜歯になることが多いでしょう。麻酔しているとはいえ、それなりに大変な施術なので、経験したことがある人は、「親知らずなんて、ただ痛い思いをするだけなのに、なんで生えてきたんだ！」と、ざんねんな気持ちになったと思います。

親知らずとは、大人の奥歯のうち、一番奥に生える大臼歯《だいきゅうし》のことで、正式には「第三大臼歯」といいます。通常は上下左右に、合計4本生えます。人間の永久歯は通常

15歳前後で生えそろいますが、親知らずはその後、10代後半~20代前半で生えてくることが多いようです。

とはいえ、実際には、1、2本しか生えない人、ほとんど生えてこない人など、さまざま。完全に生えきらずに、歯茎の中に傾いた状態で埋もれていたり、途中まで生えたけれどそのままになっている人も少なくありません。

このように、無用の長物ともいえる親知らずですが、メリットがほとんどないのに、どうして生えてくるのでしょうか。

太古の昔、人間が食べる物といえば、木の実や生の肉など、今よりもずっと硬いものが中心でした。そのため、咀嚼回数は現代よりもずっと多く、結果的に、アゴの骨が非常に発達していました。

アゴの骨が発達しているということは、現代人とは違い、あとから親知らずが生えてくるスペースが口の奥に十分あったということです。

そして、大臼歯が増えることで、当時の人々はそれまで以上にしっかり硬いものが食べられるようになりました。つまり、親知らずが生えてくる意義も、昔は十分にあったわけです。

これに比べると、現代人は、子どもの頃からずっと軟らかいものを食べているため、昔の人のようにアゴが発達しなくなりました。その結果、親知らずがまっすぐ生えるスペースがなくなり、傾いたり、生えなくなったり、というケースが多くなったと考えられているのです。

ただし、クロマニョン人や弥生人にも、親知らずが欠損している人はいたという説もあり、まだよくわかっていない部分もあるようです。

いずれにせよ、親知らずがちゃんと咀嚼の役に立ってくれるなら、生えるときに多少痛くても我慢する気になるけれど、所詮抜かれる運命と思うと、やっぱりちょっとざんねんですね。

全力疾走すると「膝が笑う」のは「筋肉がビックリ」しているからだった！

いつもスポーツをしている人はさておき、日頃あまり動いていない人が急に全身を激しく動かすと、思わぬ身体の変化が起きて、ビックリすることがあります。たとえば、全力疾走したり、山登りやスクワットなどをしたときに、膝がガクガクしてうまく歩けなくなったりします。俗に、「膝が笑う」というやつです。

これは、急な激しい運動で膝の関節に何かしらの悪影響が出ているためと思われがちですが、実は問題が起きているのは関節ではなく、むしろそのまわりの筋肉です。

膝の周辺から太ももにかけては、大腿直筋、内側広筋、外側広筋、中間中筋という4つの筋肉が走っています。これらの筋肉は主に膝関節の動きを司っているもので、総称して、大腿四頭筋と呼びます。

突然の激しい運動後に膝がガクガクして感じられるのは、この大腿四頭筋を使いすぎたことでその筋力が低下し、膝関節の動きをしっかりコントロールできなくなっていることで起こる現象なのです。いうなれば、突然の激しい膝の動きに、膝がビックリして笑ってしまっているような状態。ですから、膝を笑わせないためには、急に無理な運動をするのは避け、少しずつ身体への負荷を上げ、大腿四頭筋を徐々に鍛えていく必要があるということです。

ちなみに、大腿四頭筋を鍛えるのに最も有効といわれているのが、スクワットです。毎日少しずつ続けていくことで筋力がアップすれば、膝に笑われることも少なくなるはずです。

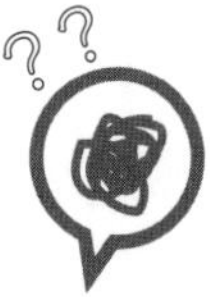

肩こりがなければ、もっと楽に生きられるのに…

現代人の多くが悩んでいる肩こり。近年はスマホやパソコンを使わないわけにはいかないので、ますます肩こりに苦しむ人が増えているようです。

肩こりをはじめ、首こりや腰の痛みなどは、命にかかわるものではありませんが、慢性的な肩こりはなかなかツライものです。だからといって、あまりの痛みに整形外科などに行っても、「ひどい肩こりですね。痛み止めとシップでも出しておきましょうか」と言われてしまうことが多いようです。

そんなやっかいな肩こりですが、これはそもそも病気？なのでしょうか。

一般的な肩こりは、病気とはいえません。

その主な原因は、姿勢。身体に無理がかかる姿勢や、猫背など悪い姿勢を長時間続けていると、周囲の筋肉が緊張し、血管が圧迫されるため血流が悪くなります。すると、老廃物や痛みのもととなる発痛物質、疲労物質などが代謝されなくなり、首や肩、腰などの痛みとなって表れるのです。

ですから、肩こりから解放されたければ、自分で日頃から姿勢に注意する以外、根本的な解決策はありません。イスに座るときにもたれかかったりして仕事をしていると、そのときはラクなように感じますが、結果的に肩こりになることを考えると、背筋をしゃんと伸ばしていたほうが、人生、ラクに生きられるはずです。

ただし、あまり長引くときは、内臓や骨などの病気から起きる肩こりもあるので、ひどいときはやはり一度病院に行くことをおすすめします。

爪が伸びなければネイルが長持ちするのに…

ネイルサロンで塗ってもらった直後の爪は、甘皮とネイルカラーの間に隙間もなく、きれいに色がのっています。しかし、2週間もすると爪が伸びてくるため、いつもきれいなネイルを保つには、2、3週間に1度はサロンに通う必要があるとか……。

爪なんて、ひびが入ったり折れたりしない限り、別に伸びなくても困ることはないので、できるだけゆっくり伸びてくれれば、爪を切ったりネイルをする手間も減るはずです。あまり早く伸びると、ネイルをしていない男性でも、こまめに切る必要があるのでめんどうくさいですよね。

そもそも爪とは何かというと、死んでしまった皮膚細胞が変質したもので、皮膚と同じ、たんぱく質の一種でできています。手の爪ならば平均1日0・1ミリ、足の爪ならば平均1日で0・05ミリ伸びるといわれています。

つまり、手の爪は10日で1ミリ伸びる計算になりますが、爪が伸びる早さには個人差があります。どんな理由により、爪が早く伸びるのでしょうか。

爪が早く伸びる最大の要因をひと言で言えば、新陳代謝が活発に行われているから、です。実際、成長期の若者は、大人よりも爪が伸びるのが早いです。

そして、寒い地方に住んでいる人よりも、暑い地方に住んでいる人のほうが、新陳代謝が活発なので、爪が伸びるのも早いようです。同様に、筋肉量が多い男性のほうが、女性よりも伸びるのが早いとされています。

ほかにも、食事の内容や睡眠などが関係しているのは、皆さんのご想像通りです。

意外なところでは、刺激を多く与えると新陳代謝が活発になるため、指先を多く使う人――たとえは、仕事でパソコンのキーボードをよく使っている人や、作業や家事で指先をよく使う女性は、爪の伸びが早くなるそうです。

一生懸命働いた結果、爪が早く伸びてネイルにお金がかかるとしたら、なんだかちょっぴりざんねんですね。

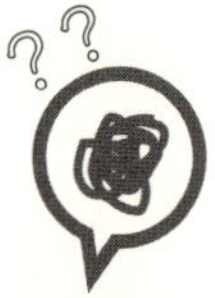

足の爪より、手の爪のほうが、伸びるのが早い気がする…

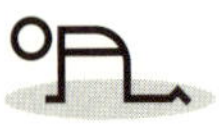

皆さんは、手の爪は月に数回切っていても、足の爪は月に1、2回くらいしか切っていないはず。前述の通り、足と手では、爪が伸びる速度に違いがあるからです。

足に生えていても、手に生えていても、爪は爪。同じ人間の同じ爪なのに伸びる速度が違うなんて、改めて考えてみると、ちょっと不思議だと思いませんか。

実際、爪は、少なくとも生えている場所によって伸びる速度に違いがあり、手の爪は、足の爪の2~3倍の速度で伸びています。

さらに驚きなのは、手の爪の中でも、右手か左手か、また、指によっても伸びる速度が違うということ。

日本人は基本的に右手の爪が伸びるのが早い人が多く、指の中では人差し指、中指、薬指、親指、小指の順に伸びが早いといわれています。

爪の伸びる速度の違いには、体温の高さが関係していると考えられています。そして、運動量が多いと体温は上がるため、右利きが圧倒的に多い日本では右手の爪のほうが伸びるのが早い人が多いわけです。指による伸び方の違いも、各指の運動量の差と関係があると思われます。

運動量が多くて体温が高いということは血流も増えるため、爪が生えるのに必要な栄養分も豊富に届けられることになります。その結果、新陳代謝もアップし、爪が伸びる速度も上がるということでしょう。

ついでに余談ですが、よく、爪が伸びるのが早い人はスケベだといわれますが、これは本当でしょうか。

〝医学的に本当〟とまではいえませんが、精力的な人はおそらく新陳代謝も活発でしょうから、爪が伸びるのが早い可能性はなきにしもあらず、でしょう。

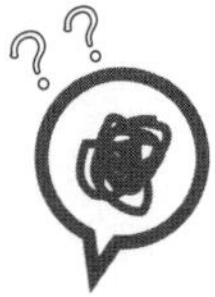

電車でうたた寝して乗り過ごすのは、脳に関係が！

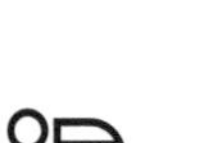

安全な国ニッポンでは、電車で居眠りしている人をよく見かけます。特に冬場などは、温かいシートにぼーっと座っていると、どうしたって眠気が襲ってきます。気がついたら下りる駅を乗り過ごしてしまったという失敗は、多くの人が経験していることでしょう。

私たち人間が電車でつい眠くなってしまう最大の原因は、安全な空間だからでも、車内が快適な空間だからでもありません。そこには、脳の中で平衡感覚を感知する部分と、覚醒に関わる上行性網様体賦活系という神経系統のしくみが大いに関係しています。

私たちの身体は、強く素早く揺れると、その情報が上行性網様体賦活系を活性化し、脳を覚醒させるしくみになっています。しかし、ゆっくり単調なリズムで揺れると、上行性網様体賦活系の働きが弱まり、自然と眠くなるようにできています。

赤ちゃんなどが、ゆりかごで揺らされていたり、お母さんにだっこされてゆっくり揺らされていると眠りにつくのは、実はこうした脳のしくみと関係があったわけです。

つまり、電車内は、一日の仕事を終えて帰宅途中の大人たちにとっての〝ゆりかご〟のようなもの。おまけに疲れていたり、アルコールが入っていたりすれば、ついうとうとしてしまうのは至極当然のことなのです。

さらに終電近くなると、これに加えて、深部体温リズムの観点からも、私たちは猛烈な眠気に襲われることになります。

人の深部体温は、朝7時に起きた場合、午後6時頃にピークを迎え、その後徐々に下がり、夜11時くらいから明け方にかけて急激に下がっていきます。そして、この深部体温が急降下するとき、私たちは眠くなります。ですから、終電でうとうとして乗り過ごしてしまうのは、ざんねんながら抗《あらが》いようのない成り行きなのです。

とはいえ、車内でぐっすり眠ってしまうのは、防犯上も、健康上も、あまり良いこととはいえません。ガムを噛むなど、自分なりの対策をとることをおすすめします。

これってホントに必要？

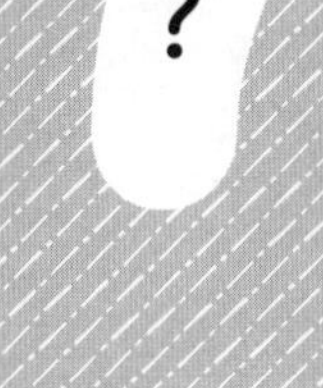

陰毛が縮れているのは、尿に含まれるフェロモンを放散するため

ベッドやカーペットの上、お風呂場などに、ときどき取り残されている陰毛。きれいなストレートであればそれほど気にならないのかもしれませんが、微妙に縮れているせいなのか、発見した瞬間、なんともざんねんな気持ちになるものです。

どうして私たちの陰毛やわき毛は、頭の髪質にかかわらず、ストレートヘアではなく、縮れているのでしょうか。

いくつかの説があるのですが、まず〝クッション説〟から紹介しましょう。わきも陰部も日常動作で擦れる場所なので、摩擦から肌を守るために、縮れ毛にすることでクッション性を持たせている、という説です。特に陰部は性交時に激しくぶつかります。その時の衝撃を吸収し、大切な性器を守り保護するため、というわけです。

もうひとつが、〝バリア説〟です。陰毛が生えているあたりには大事な穴がいくつ

かあるため、縮れた陰毛が細菌やウイルスといった外敵の侵入を防ぐのに役立っている、という説です。

最後のひとつが、〝フェロモン説〟です。人のフェロモンについてはよくわかっていないことが多いのですが、わきや陰部に発達しているアポクリン腺という部分から出て、異性を引きつけていると考えられています。

わきや陰部の毛を縮れさせることで、フェロモンが簡単に流れ落ちず、毛の周辺に留まることで、長い時間、発散させることができるというのです。

特に女性の場合、尿にもフェロモンが含まれているといわれており、陰毛に付着することで、より強力に放散され、男性を引きつける力を発揮していることになります。

ちなみに、フェロモンは私たちが鼻で感じる匂いではないので、男性たちはいわゆる尿の匂いに引きつけられているわけではありません。

いずれも共通しているのが、直毛より縮れ毛のほうが表面積が増えるため、各作用が増強される、ということ。陰毛が縮れているのにも、それなりに重要な理由があることは間違いなさそうなので、私たちも温かな気持ちで受け入れていきましょう。

役立たずと思われていた盲腸の重要な役割とは？

長年、私たちの身体にとって不必要な部分と考えられていた、ざんねんな臓器の代表といえば、盲腸でしょう。

俗にいう盲腸炎とは、正式には虫垂炎といい、大腸のはじまりの部分（盲腸）から出た、親指のように突起した部分（虫垂）が炎症を起こす病気です。腹痛や発熱が起き、そのままにしておくと命にもかかわるため、ひと昔前まで、手術で虫垂を切除するのが一般的でした。

こうした手術は、ほかの臓器摘出手術に比べれば、気軽に行われていたといえるでしょう。なぜなら、虫垂はあってもなくても、人の健康には別段関係ないと思われていたからです。

ところが、近年になって、実は虫垂にもれっきとした役割があったことが明らかになってきました。

虫垂に存在するリンパ組織が、粘膜免疫で重要な役割を果たすＩｇＡという抗体の産生に重要な場であり、私たちの健康を大きく左右する腸内フローラ（腸内細菌叢《そう》）の制御に関与していることがわかってきたのです。

つまり、盲腸を切除してしまうと、ＩｇＡの生産がダメージを受け、大腸の腸内細菌のバランスが崩れ、結果的に全身に悪影響を及ぼすと考えられるのです。

実際、盲腸をとってしまった患者さんが炎症性腸疾患にかかりやすくなったなど、具体的な身体の変化も報告されています。

虫垂の存在意義が明らかになってきた現在では、薬で散らすなど、できる限り虫垂を残す方向での治療が検討されるようになりつつあります。

ただし、症状が進んでいる場合は、虫垂を残すことによるリスクのほうが大きいことから、切除が選択されることももちろんあります。その場合は、医師の判断に従ったほうが、より安全でしょう。

鳥肌が立ってしまうのは、サルから人への進化の名残だった

ホラー映画を観ているとき、大事な面接や試験、スピーチや発表の直前などに、恐怖と不安でびびってしまい、鳥肌が立つことがあります。皮膚がボツボツのザラザラになったからといって、気持ちが落ち着くわけでも、勇気が湧いてくるわけでもないのに、どうして人は鳥肌を立てたりするのでしょうか。

実はこれは、人がサルから進化したことの名残りのひとつであり、人間の身体がはるか昔は体毛でおおわれていたことの証ともいえる現象です。

人間をはじめ、多くの動物たちは、極度の緊張状態に置かれると、交感神経の働きにより体温や心拍数が上がります。これは、血の巡りを良くして体温を高め、いざというときすぐに身体が動くようにするためです。

そして、こうした緊張時の反応のひとつに、毛の逆立ちがあります。見知らぬ相手

に出くわしてびびっている猫などが、よくやるアレです。これも、体温を高めるための反応のひとつ。身体の表面にある立毛筋という筋肉を収縮させて毛根を隆起させ、毛を逆立てることで毛の間に空気の層をたくさん作り、体温を上昇させているのです。

現代人の場合、猫などの動物のように体毛が生えていないため、立毛筋を収縮させても、体毛の変化が明らかに目に見えるわけではありません。しかし、立毛筋収縮の影響で毛穴は隆起するため、肌の表面はザラザラになります。これがいわゆる、鳥肌の正体です。

ちなみに、恐怖による震えや、試合の前の武者震いなども、緊張状態から体温を上げようとしている身体反応のひとつです。

こちらは、確かに体温上昇につながりますが、あまり緊張して震えがすぎると、かえって最大のパフォーマンスを発揮することができなくなってしまいます。交感神経が上がりすぎるのも考えもの。〝適度な緊張〟が理想的なわけですが、ざんねんながらなかなかうまい具合にコントロールできないのが現実ですね。

レモンや梅干しを食べると口からヨダレは、防衛本能の名残!?

身体に良いイメージの強い、レモンや梅干しは、どちらも日々の食卓でよく見かける、実に身近な食材です。

そんなレモンや梅干しといった酸っぱいものを一度にたくさん口に入れた場合、やたらと出てくるのがヨダレ。思わず、「そこまで出なくてもいいのに」と感じたことはありませんか。

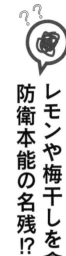

レモンや梅干しを頭の中で思い描くだけでもヨダレが出てくるというのは、いわゆる人間の条件反射として知られていますが、そもそも、酸っぱいものを食べるとヨダレが出てくるのは、どうしてなのでしょうか。

これは、味覚・唾液反射とよばれるもので、脳の中でも延髄《えんずい》という部分からの信号で起きる、反射性の反応です。つまり、大脳で意識的に考えて判断してヨダレが出ているのではなく、身体が反射的にヨダレを出してしまっている、ということです。

この反射が起きてしまうのは、私たち人間の身体が、酸味＝毒と判断してしまうことから起こります。

現代においては、酸味といえばお酢など、身体に良いものの代表のように思われていますが、大昔は違いました。酸っぱいものといえば、腐っているものや、毒のあるものが多かったのです。

そのため、今でも私たちの身体は、酸っぱいものが口に入ると、毒性を薄めようと、大量のヨダレを出してしまう、というわけです。

また、ヨダレを出すことで、歯の表面のエナメル質を強い酸から守る役割も果たしているのではないか、という説もあります。

酸っぱいものを食べてヨダレがだらだら出てしまうとちょっとざんねんに感じられることもありますが、私たちの身体を守るための防衛本能の名残と思えば、もう少し、ありがたく感じられることでしょう。

ほじってもほじっても、毎日たまっちゃう「鼻くそ」の正体

たとえどんなに上品で美しい人であっても、鼻くそがたまらない人はいません。毎日とまではいかなくても、週に何度かは、誰しも鼻くそをほじっているはずです。その様子はあまり人に見られたくないものですが、そもそも、なぜ鼻くそは毎日たまってしまうのでしょうか。

鼻くその主な成分は、私たちが毎日吸い込んでいる空気に含まれた、目に見えないほどの小さなちりです。

人間の身体は、空気の入り口である鼻の穴に毛を生やしておくことで、空気中のちりの中でも比較的大きなものを、この毛にひっかけることで鼻の入り口周辺に留め、気管への侵入を防いでいます。さらに、鼻毛にひっかからないほど小さなちりは、鼻の中をしめらせている粘液に付着させ、やはり鼻の入り口周辺に留めています。

こうして鼻の中にたまったちりが固まったものが、鼻くその正体です。

つまり、私たち人間は、生きて呼吸をしている限り、毎日のように鼻くそがたまっていく運命にあるのです。いうなれば、鼻くそは、私たちが生きて呼吸している証でもあります。

ですから、空気が汚れているところに住んでいる人のほうが、鼻くそがたまりやすく、鼻毛が長くなる可能性があります。

最近は美容的観点から鼻毛をごっそり抜いてしまう人がいるようですが、鼻毛を抜いても鼻くそはなくなりませんし、もともと身体を防御するためについているものなので、あまり抜きすぎるのは考えものです。

どんな美人でも、目ヤニが出るのはなぜだ!?

どんな美人でも、どんなに健康な人でも、朝起きると少量の目ヤニが出ているものです。目がかゆいわけでも、痛いわけでもないし、目に不具合を感じているわけでもないのに、どうして毎朝目ヤニが出るのでしょう。

ひょっとしたら、若くて、１００パーセント目が健康な人は、まったく目ヤニが出ないんじゃないかと思っている人もいるかもしれませんが、もちろん、そんなことはありません。

ものもらいや結膜炎、花粉症など、目の病気になると目ヤニが増えることから、目ヤニというと、目から出てくる膿《うみ》のようなものだと思われているかもしれません。確かに目がウイルスなどに感染したときの目ヤニには、そういう一面もあります。

しかし、健康な人の目に毎朝出る少量の目ヤニは、それとは異なります。

その正体は、実は、古くなった目の細胞の一部。

目の細胞も、身体の細胞と同じで、毎日、古いものから新しいものへと代謝を繰り返しています。目ヤニとは、古くなった目の細胞の残骸なのです。いわば、目の垢《あか》、といってもいいでしょう。

ですから、目ヤニは目の細胞がちゃんと新陳代謝を繰り返している証拠です。どんな美人であっても目ヤニが出るのは、自然なことなのです。

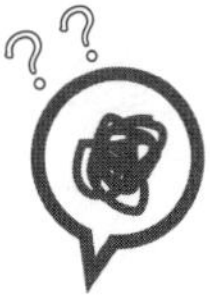

鼻の穴はなぜ1つじゃいけないのか？

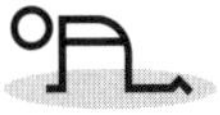

普段の呼吸はもちろん、匂いをかぐときにも、大事な役割を果たしている鼻。あまりに見慣れているので、普段は何とも思わないかもしれませんが、なぜ穴が2つあるのか、気になったことはありませんか。

考えてみれば、口も1つですし、鼻の穴は鼻腔の奥のほうでつながっているわけですし、1つでも事足りそうな気がしないでもありません。

しかし、人間をはじめ動物の鼻の穴は、基本的にやはり2つないと困ったことになるようです。

こんな原始的な謎は、人類の英知によってずっと以前に解明されているだろうと思いきや、実は、鼻の穴が2つある理由は、意外にも最新の研究でようやく明らかになってきました。

それによると、穴は2つあったほうが、人はより効率良く呼吸できるとのこと。1つしかないと、吸い込んだ空気が乱流を起こしてしまい、うまく肺まで空気が届かなくなってしまうのだそうです。

また、穴が1つになると、吸い込むのにパワーがいっそう必要になって、息をしているだけで消費するエネルギーが余計にかかってしまいます。

鼻の中のお手入れなどを考えると、穴は1つのほうがラクかもしれませんが、2つあるには、やはりそれなりにちゃんとした理由があったのです。

目が1つではなく、2つある理由

もしも人類の目が1つでよかったなら、サングラスや眼鏡のレンズも1つで済みますし、2つの場合より経済的だった可能性はなくはないでしょう。

しかし、私たちの目は、やはり2つあったほうが便利、いえ、2つないと困ることが多いのです。

理由は、目が2つあるからこそ、奥行きを感じやすいしくみになっているから。

私たちが右目で見ている像と、左目で見ている像は、微妙に違います。目の位置や対象物に向ける視線の角度が違うわけですから、当然といえば当然です。

試しに、親指を立てて、腕を前方に伸ばし、片目ずつつぶって、左右の目で見てみてください。親指の位置が微妙にずれて見えるはずです。

脳は、こうして左右の目で見た画像のずれを認識することで、対象物の距離感、つまり奥行きを感じ取っているのです。

今話題の3Dゴーグルは、まさにこのしくみを応用した技術です。ゴーグルについている左右2枚のレンズで、それぞれ異なる平面画像を写し、角度の違いを調節することで、リアルな3D映像を脳に感じさせているのです。

とはいえ、目が1つだった場合、まったく平面的にしか見えないかといえば、そんなことはありません。人の脳は、左右の目から入ってくる画像のずれだけではなく、陰影や対象物の大小、記憶、経験などさまざまな情報を総合的に感じることによって、常に距離感を感じ取っているからです。

もう一度、片目をつぶってみてください。確かに、両目のときよりは距離感がつかみにくくなりますが、なんとなく距離感をつかむことはできるはずです。

それでも、私たちの脳が世の中をより立体的に感じるためには、目が1つよりも2つあるほうが好都合だったということは間違いないでしょう。

口で冷たいものを食べているのに、頭がキーンとなる不思議現象…

かき氷やアイスキャンディーなどを急いで食べたときに頭がキーンと痛くなる——誰しも何度か経験したことがあるでしょう。

子どもの頃からおなじみの症状なので、改めて考えたことはないかもしれませんが、冷たいものを食べているのは口の中なのに、どうして頭が痛くなってしまうのでしょう。考えてみれば、なかなか不思議です。

実は、あの痛みが起こるしくみは、未だ解明されていないのですが、有力視されている説がいくつかあります。

まずは、神経の誤作動によるもの、という説。

冷たいものがノドを通過するとき、そのあたりを通っている三叉《さんさ》神経（主に顔の感覚を脳に伝える神経）が刺激され、〝冷たい〟ではなく〝痛い〟という信号が伝達されたと勘違いを起こし、それが頭痛となって表れる、というしくみです。

もうひとつが、頭の血管の膨張によるもの、という説。

冷たいものを食べると、口の中や脳が冷えます。すると脳が「これでは身体が冷えてしまう！」と感じ、慌てて血流量を増やして身体を温めようと、頭の血管を膨張させます。その結果、血管が脳の神経を刺激して頭痛を起こす、というわけです。

どちらかの理由だけの場合もあれば、両方のしくみが複合的に重なりあって頭痛が起きている場合もあると考えられます。

いずれにせよ、原因は口やノドが急に冷たくなるからです。ゆっくり少しずつ食べれば、頭痛が起きることはまずありません。

余談ですが、このように冷たいものを口に入れたことで起きる頭痛のことを、「アイスクリーム頭痛」といいます。ウソみたいな名称ですが、正式に認められている医学的用語のひとつです。

緊張すると胸がドキドキするけど、その機能ホントに必要？

大事な試験や面接、プレゼン、人前でのスピーチ、試合やステージの本番など、ここぞというときになると、多くの人は緊張し、胸がドキドキしたり手が震えたりして、力を発揮しきれないことがあります。

本来であれば、そんな〝勝負〟のときこそ、気持ちを落ち着かせてくれるしくみが身体に備わっていたらどんなにいいだろうと思いたくもなります。一体、なぜ、「緊張すると胸がドキドキする」という、あまりありがたいとは思えない機能が、人間の身体に備わっているのでしょうか。

これらは主に、自律神経のうち交感神経が優位なとき、つまり、興奮状態にあるときに分泌されるホルモンである、アドレナリンの影響によります。ストレスがかかると腎臓の上にある小さな臓器の副腎から主に分泌され、心拍数の増加、血糖値や血圧の上昇、気管支の拡張といった作用を及ぼします。その結果、人は胸がドキドキしてしまうのです。

「そんな余計なことを……」と思われるかもしれませんが、アドレナリンはいざというときに私たちの身を守る役割も果たしている、大事なホルモンでもあります。

たとえば、適度な緊張状態になると、適度なアドレナリンが分泌され、その作用により脳が覚醒して集中力が増し、心拍数や血圧が上がることで、体中に血液と酸素がいきわたります。そして結果的に、いつも以上に良い結果が出たり、肉体的にも思わぬ力が出て、危険な状況から逃げ出せたり、敵と戦えたりするのです。

また、このような状態になると、人はエネルギーを大量に消費するので、脂肪燃焼を促し、体温が上昇。つまり、アドレナリンにはダイエット効果や寒さを防ぐ効果もあります。さらに、いざというときに痛みが感じにくくなる鎮痛効果もあるのです。

がちがちに緊張してしまうと良いことはあまりありませんが、適度な緊張が良い結果をもたらすことは、皆さんも経験的に知っているでしょう。これはアドレナリンが適度に分泌されることで、その作用がうまい具合に働いているおかげでもあるのです。

あくびをすると悲しくもないのに出てしまう涙の秘密

私たちが涙を流す理由は、目に異物が入ったときや、悲しいとき、うれしいときなど、いくつかのパターンがありますが、中でも不思議なのが、あくびをしたときに涙が流れること。

目が痛いわけでも、感情に大きな変化があるわけでもないのに、どうしてあくびをしただけで、涙が出てしまうのでしょうか。

その謎を解き明かす前に、まずは、人間の目に涙が流れるしくみから見ていきましょう。

私たちの涙は、両目それぞれの目尻の上あたりにある、涙腺というところで作られています。涙腺はいわば、涙が入っている袋のようなものです。そして、まばたきをすることで涙腺が刺激されると涙が押し出され、目のまわりを潤します。これを基礎分泌といいます。

基礎分泌の涙は、1割ほどが目から自然と蒸発し、残りは目頭の上下についている涙点という小さな穴から回収され、鼻腔へと流れていきます。目と鼻が、顔の奥でつながっていることは、皆さんもよくご存じでしょう。

では、どうしてあくびをしたときに涙が流れるかですが、それは、あくびをするときの顔の筋肉の動きと関係しています。

誰しも、あくびをすると口を大きく開けることになるので、顔中の筋肉がぎゅーっと収縮します。これは、普段の表情ではすることがない、かなり激しい筋肉の収縮です。そのときの激しい動きで涙腺が刺激され、まるで袋が絞られるように、そこから涙があふれ出てくるのです。

つまり、あくびで流れる涙は、顔の筋肉の動きによる涙腺への物理的な影響であり、それ以外にはこれといった理由はない、あまり意味のない涙、といえるでしょう。

大きい小さいで悩みが尽きない おっぱいの中身とは

女性にとって胸の大きさや形は、大きすぎても小さすぎても気になるようです。大きければ大きいで、背中の筋肉に相当な負担がかかるため、肩こりに悩まされますし、小さければ小さいで、見た目の問題などから気にされる方もいるでしょう。

では、そんな胸の大きさの決め手となる、おっぱいの中身とは、なんなのでしょう。

女性の胸は約9割が脂肪組織でできており、胸の大きさを決めるのは、遺伝的要素と成長期の女性ホルモンの分泌量と考えられています。ですから、成長期にストレスなどで女性ホルモンの分泌が減ると、胸が大きくならない可能性があります。

また、太れば脂肪が増えるので、胸も大きくなります。ただし、胸の脂肪は非常に落ちやすいので、ざんねんながら、運動やダイエットをすると、真っ先に落ちてしまう可能性があるようです。

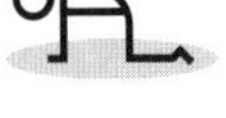

なぜか、生理前に甘いものが食べたくなる…

女性は、初潮がきてから閉経までの長年にわたって、定期的に生理がやってくるというサイクルの中で生きています。そのため女性には、男性には決してわからない、さまざまな苦労があるようです。

そのひとつが、生理前に起こる心身の不調。月経前症候群とか、英語の略称で「PMS（プレ・メンストラル・シンドローム）」と呼ばれているものです。

実際、女性の中には、生理前になると、妙にイライラしたり、肩がこったり、肌が荒れたり、異様な眠気に襲われたりと、不快な諸症状に悩まされている人が少なくありません。

女性の体調は、主にエストロゲンとプロゲステロンという2つの女性ホルモンに大きな影響を受けています。これらがそれぞれ周期的に分泌量を変えることで生理のサイクルも生まれているのですが、特に生理前になると、エストロゲンとプロゲステロンの分泌の増減が激しくなり、女性ホルモンのバランスが乱れます。その結果、精神的にも身体的にもさまざまな不調が表れるのです。

そんなPMSによって引き起こされる現象のひとつに、「甘いものが食べたくなる」というものがあります。甘いものを食べすぎれば、当然太りますし、それは美容と健康維持の面から考えれば決して良いことではありません。しかし、そうとわかっていても食べてしまうほど、無性に食べたくなってしまうことがあるのです。

なぜこんなことが起きるのか、順を追って説明していきましょう。

私たちが甘いものを欲する理由のひとつに、血糖値の問題があります。

普段、人が食事をすると、食べ物に含まれていた糖分が分解されて血液の中に流れ出し、血糖値が急上昇します。すると今度は、血糖値を下げる働きを持つホルモンのインスリンがすい臓から分泌され、上がりすぎた血糖値を下げ、バランスを保つようになっています。

ところが、排卵後から生理前にかけて、つまり、プロゲステロンの分泌量が上昇する時期はインスリンの効果が下がってしまうため、これを補おうとインスリンの分泌量が増えます。その結果、逆に血糖値が下がりすぎてしまう傾向があるのです。

生理前に甘いものが食べたくなるのは、こうして下がりすぎた血糖値を上げようとして、身体が自然と糖分を求めてしまうからではないかと考えられています。

また、プロゲステロンの分泌量が増えている間は、基本的に女性の身体は妊娠に向けた準備を進めています。そのため、エネルギーを確保しようと、本能的に甘いものを求めてしまうのではないか、ともいわれています。

さらに、生理直前になってプロゲステロンが低下していくと、今度は〝幸福ホルモン〟の異名を持つセロトニンの分泌も低下するため、どうしても精神的にイライラしがちです。甘いものを食べると精神的にほっとする作用があるため、つい甘いものが食べたくなるのではないか、とも考えられています。

いずれにせよ、女性はこれほどホルモン分泌量の変化の影響を受けて生活しているのですから、本当に大変ですね。

やっぱり年はとりたくない！

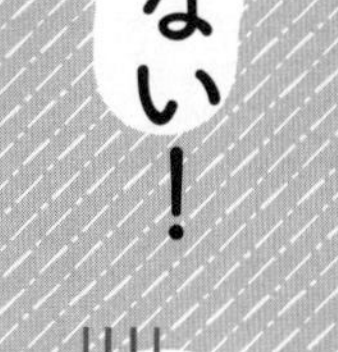

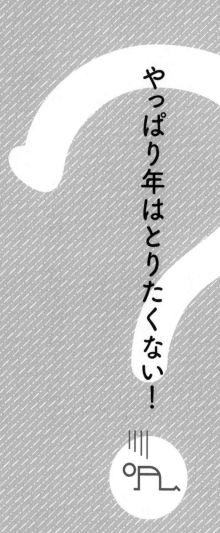

年をとると、まゆ毛の数本だけが長く伸びてしまう…

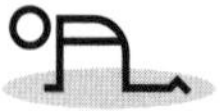

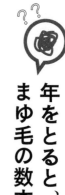

40代も後半になってくると、なぜかまゆ毛の数本だけが妙に長くなってしまうことがあります。基本的に男性に多く、〝長生きの象徴〟などといわれることもあるけれど、どうしても顔が老けた印象になってしまうため、発見すると、ざんねんな気持ちになる人のほうが多いでしょう。

毛といえば、40代後半になれば、男性の多くは頭髪が気になりはじめる時期です。頭の毛は、伸びにくくなったり、減ったりしてしまう人が多いわけですが、どうしてまゆ毛のほうは、びよーんと数本だけ伸びるようになってしまうのでしょうか。

その原因は、体毛の毛周期（ヘアサイクル）の乱れが原因です。

もともと体毛は、ずっと伸び続けるのではなく、一定の長さになったら成長を止め、いずれ寿命を迎えて抜け落ちます。毛周期とは、毛が生えて抜けるまでの、こうした一連のサイクルのことです。

毛周期は、毛の場所によって異なるのですが、まゆ毛の場合は2～3か月と、頭髪や他の体毛に比べて短いため、本来は長く伸びる前に抜け落ちます。まゆ毛は1日に0・18ミリ伸びるといわれているので、2か月だと10・8ミリになる計算です。常にそれくらいの長さで抜け落ちていれば、妙に長いまゆ毛は出現しません。

ところが、40歳をすぎてホルモンバランスが乱れはじめると、毛周期が乱れはじめます。そして、本来なら抜け落ちる時期になっても抜けなかったまゆ毛だけが、そのまま伸び続けてしまうのです。

つまり、妙に長いまゆ毛が出はじめたら、頭髪の毛周期も乱れはじめている可能性があるので、ひょっとしたら髪の毛が減りはじめているかもしれません。

まゆ毛が多少不ぞろいでもあまり気にすることはないと思いますが、食生活に注意して、十分な睡眠や適度な運動を心がけることで男性ホルモンを維持すれば、ある程度改善される可能性はあるでしょう。

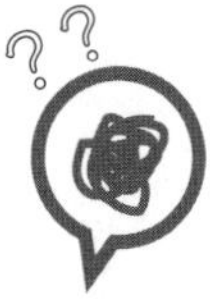

若い頃はサラサラヘアー。なのに、いつの間にか天然パーマになっちゃった！

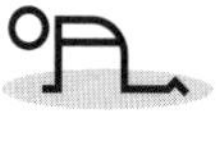

ざんねんながら人間は歳には逆らえないもので、歳をとると身体のあちこちに、さまざまな劣化が見られるようになります。

その代表が肌の衰えですが、もうひとつが頭髪に表れる、白髪や薄毛といった、さまざまな変化です。

男性も女性も、歳とともにどうしても薄毛の人が増えていきますが、その前に増えるのが、実はくせ毛です。若い頃はサラサラの直毛だった人でも、40代もすぎた頃から、少しずつ髪にうねりが出はじめるのです。特に女性は、男性に比べて毛が長いのが一般的なので、毛質の変化は男性よりもはっきりと感じられることが多いようです。

年齢によるくせ毛の原因は、大きく2つあります。

まずは、皮膚の老化です。歳をとると顔や身体の皮膚がたるみはじめるように、頭部の皮膚も実はたるみはじめています。すると、もともとまっすぐだった毛穴も緩くカーブを描くようになり、そこで育ってくる毛もカールしてしまうのです。

もうひとつが、髪の毛の内部構造の変化です。

髪の毛は、外側がキューティクルで覆われていて、その中はコルテックスという細胞の束でできています。もともとコルテックスには、小さな細胞がきれいに並行に並んでいるタイプと、細胞がねじれて並んでいるタイプの2種類があります。

ねじれているタイプがあっても、それが全体的に均一に混ざっていれば髪にうねりは出ないのですが、ざんねんなことに、年齢とともにコルテックスの量が減り、かつ、2種類のコルテックスの分布に偏りが出ることで、髪にうねりが出てしまうのです。

自然な現象なので、あまり気にしないほうがいいと思いますが、頭皮のマッサージをしたり、洗髪後は完全にしっかり乾かすように心がけることで、うねりを多少抑えられる可能性はあるようです。

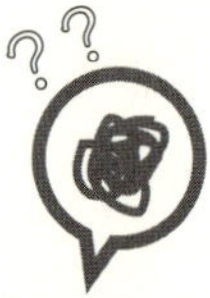

姿勢がいい人ほど、寝たきりになる可能性がアップする!?

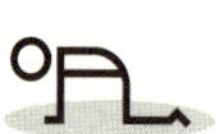

昔から、猫背でいると、親や学校の先生から「姿勢を良くしなさい！」と叱られたものです。姿勢がいいほうが人は美しく見えますし、姿勢が悪いと身体の動きや内臓の機能などにも悪影響がありそうです。

特に、中高年になってからは、少しでも長生きするために胸を張るように気をつけているという人もいるでしょう。

でも、ちょっとざんねんな事実を紹介しておきましょう。

実は、無理に姿勢を良くしようとしていると、なんと、筋力の低下を招きかねないというのです。いったい、どういうことでしょうか。

正常な背骨は、緩やかなS字状を描き、前後に湾曲しています。首と腰の部分は前側に向けて、胸の部分は後ろ側に向けて湾曲しています。

背骨は、このように湾曲することで、バネのように柔軟性を高めたり、身体にかかる力を吸収したりしています。そのため、背骨の湾曲が少なくなると、身体にかかる力を吸収する力は低下します。

そして、ここからがポイントです。

人間の身体というものは、背骨が吸収できる分しか、力を発揮できない作りになっています。そのため、背骨の湾曲が減り、背骨で吸収できる力が弱まると、その分だけ筋力が低下してしまうのです。

さらに、この筋力低下は全身に影響を及ぼします。筋力が低下すれば、寝たきりになる可能性は上がってしまうでしょう。あくまでも可能性の話なので、良い姿勢を心がけることがそのまま寝たきりにつながってしまうわけではありませんが……。

とはいえ、せっかく良い姿勢を心がけていたのに、それが筋力低下を招いていたとしたら、あまりにざんねんです。姿勢を注意するなら、胸を張ろうとするのではなく、骨盤を前に立てるように意識するといいでしょう。そうすれば、不自然に胸だけが広がるのではなく、自然な形で背骨がきれいなS字カーブを描くようになるはずです。

なんと！ 大人の骨は、子どもの骨より、本数が少ない！

多くの大人の皆さんは、子どもの頃に比べて、骨の数が１００個以上減っていると聞いたら、「そんなバカなことがあるはずがない」と思われるのではないでしょうか。

しかし、ざんねんながら、これはれっきとした事実。

人間の骨の数は、一般的に赤ちゃんの頃は３５０個もあるのに、大人になると２０６個にまで減ってしまうのです。

その差は、なんと１４４個！

とはいえ、実際には、どこかの骨が消えてなくなっているわけではありません。人間が成長していくと、細かく分かれていた骨と骨が部分的にくっついていくため、パーツの数が低下するのです。

たとえば、人間の骨の中で一番大きい骨盤は、大人の場合１つですが、赤ちゃんの場合およそ3つのパーツに分かれています。それが成長にしたがって1つにまとまり、大人の大きな骨盤になるわけです。

なお、赤ちゃんのとき骨が細かなパーツに分かれている理由は、身体の成長のためだと考えられています。骨が分かれていたほうが、身体の成長に骨の成長が対応しやすいからです。

そういえば、赤ちゃんの身体はふにゃふにゃしていますが、骨がそれだけ細かなパーツに分かれていれば、大人の身体より柔らかいのも当然でしょう。

ちなみに、このように大人と子どもで骨の数が異なるのは人間だけではなく、大型のほ乳類にはよくある話です。

おしっこの裏切り…年をとると、なぜチョイ漏れが起きるのか？

40代も後半になってくると、男女ともに増えてくるのがチョイ漏れ。ほんの少し下着につく程度でも、ご本人はなんともざんねんな気持ちになってしまうようです。

それにしても、どうして年を重ねると、チョイ漏れが起きるのでしょうか。

年齢によるチョイ漏れの最大の原因は、骨盤底筋という、筋肉のゆるみです。

骨盤底筋とは、骨盤の底で、膀胱や腸、子宮などの内臓を支えている骨格筋の総称です。

尿漏れと深く関係している尿道口は、この骨盤底筋に周囲を覆われるように存在しています。そのため、たとえばトイレに行きたいときにおなかに力がかかっても、骨盤底筋が元気であれば、その組織が反射的に反応し、尿道口をぎゅっと締めてくれるので、簡単には尿漏れが起きません。

それが、年齢などの要因で骨盤底筋が弱ってくると、ちょっとした刺激を受けたときに骨盤底筋がしっかり反応しなくなり、本来締まるはずの尿道口が締まり切らず、結果的に尿道口の近くまで下りてきていた尿が体外に出てしまうのです。

なお、一般的に、チョイ漏れは女性に多いことが知られていますが、その理由は大きく2つあります。

1つには、尿道の形の違いです。男性の尿道は下腹部でS字を描くように伸びているのに対し、女性の尿道は直線的で、しかも男性より太くて短いという特徴があります。そのため、ちょっとした刺激でも影響を受けやすいのです。

もう1つが、出産です。経膣分娩による出産の場合、骨盤底筋がどうしても大きく引っ張られてゆるむため、後々その影響が出てしまうのです。

でも、骨盤底筋を鍛える簡単な体操を毎日続けることで、チョイ漏れを改善できる可能性は十分にあります。インターネットなどでよく紹介されているので、気になる方は検索してみてください。また、チョイ漏れをケアする商品などもいろいろ出ていますし、あまり気にしすぎないことも大切だと思います。

年をとると背が縮んでしまう4つの事情

肌の衰えや頭髪の変化などと違い、最初はなかなか気づきにくい加齢による身体の変化に、身長が縮む、という現象があります。

若い頃、どんなにスラリとしていた人でも、何のトレーニングもしていなければ、40歳をすぎた頃から少しずつ身長が縮んでいきます。どれくらい縮むかは人によりますが、だいたい、10年で1センチくらい縮むといわれています。

加齢が原因で背が縮むのには、おおよそ4つの原因があります。

まずは、筋力の低下です。ざんねんなことに、私たちの筋肉量は20代がピークであり、30歳をすぎた頃からは、意識的に身体を動かさない限り、年々確実に減っていく運命にあります。筋肉が減れば、脊椎《せきつい》や骨盤をしっかり支える力が低下してくるので、どうしても背が縮んでしまうのです。

2つめは、筋力の低下や生活習慣などによる、姿勢の悪化です。猫背や前かがみの姿勢で身長が低くなるのは、皆さんご想像の通りです。

3つめは、骨粗しょう症です。骨粗しょう症になれば、骨に変形が起きたり、圧迫骨折を起こしたりしやすくなるため、物理的に身長が縮んでしまいます。

ちなみに、骨粗しょう症は、日本では40歳以降に発症する方が多く、特に閉経後の女性に多い疾患として知られています。その理由は、女性ホルモンの低下により、骨がうまく作られなくなってくることにあります。

そして、意外と知られていない4つめの理由が、体内の水分量の変化です。

身体の水分量は、子どもの頃は約7割ですが、大人になると5～6割、老人になると5割と、年齢とともに低下していきます。これに伴い、背骨の椎間板の水分量も減少し、結果的に身長が縮んでしまうのです。

身長の縮みを抑えるには、骨盤を立てるように意識して良い姿勢を保ち、栄養のバランスに注意し、運動で筋肉をつける以外ありません。また、喫煙や飲酒もカルシウムの吸収を妨げ、骨粗しょう症の原因になる可能性があるので十分注意しましょう。

年をとっても耳や鼻は大きくなり続ける⁉

人間、歳をとると、胸やお尻、二の腕や太ももなど、いろいろな部分の筋肉が徐々に衰えていきます。顔の筋肉もそのひとつ。そのため、年齢が上がるにつれて、どうしても頬やアゴまわりの肉が減って収縮し、多くの人が、若い頃より顔が小さくなった印象に変化していきます。しかし、人間の身体の中で、歳をとっても成長し続ける部分があるのをご存じでしょうか。

その部分とは、軟骨です。顔の中で軟骨といえば、鼻と耳の骨。そこは筋肉と違い、高齢になっても基本的に成長と再生を繰り返すため、形や大きさがそのまま維持され続ける傾向にあります。

その結果、老人は若い人に比べると、顔の中では鼻と耳が相対的に大きく見えるといわれています。確かにいわれてみれば、そんな印象はありますね。

年をとるとかかとがガサガサになるのは、血行に問題が

生まれたばかりの赤ちゃんと大人では、ざんねんながら、身体のさまざまな部分に違いがあります。

そのひとつがかかとの状態。赤ちゃんの肌はとてもふっくらとツヤツヤしていて、足の裏も全体にふんわりしています。

これに比べて、大人のかかとはどうでしょうか。人にもよりますが、皮膚が厚くなり、ガサガサしている人は少なくないでしょう。

大人になってかかとがガサガサしてくる理由は、大きく2つあります。

1つめは、大人は自分の足で立ち、歩いているから。

人間の皮膚は、表面から表皮、真皮、脂肪の3層構造でできており、表皮の一番外側にあるのが、角質細胞が重なってできている角質層です。

もともと一番外側に位置する角質層には、皮膚を守る役割があり、皮膚が傷ついたり、細菌が侵入したりするのを防いでいます。そのため、何かしら刺激を受けると自然と厚みを増し、皮膚の内部を守るようにできています。

生まれたばかりの赤ちゃんは自分の足で立つことがないので、足の裏の皮膚が強い刺激を受けることはほとんどありません。ところが大人は自分の足で立ち、歩き、走ることで、常に足の裏の皮膚が刺激を受け続けます。そのため、どうしても角質層が徐々に厚くなっていき、皮脂などのうるおいが内側からいきわたらなくなって、ガサガサへとつながっていくのです。

とはいえ、大人の誰もがかかとがガサガサしているわけではありません。ガサガサしている人としていない人の違いは、血行の悪さにあると考えられます。

足の裏は心臓から遠い末端にあるため、ただでさえ血流が届きにくくなる部分です。特に、冷え性の女性など下半身の血流が悪い人は、かかとの隅々に十分な血がいきわたらず、正常な肌に必要な水分や栄養分が届かなくなって、ガサガサのざんねんなかかとになってしまうのです。

ガサガサを防ぐには、やはり保湿が一番重要です。もちろん、肌の状態を良好に保つために、栄養のバランスにも注意する必要があるでしょう。そして、下半身の血行をよくし、毛細血管のすみずみまで栄養と水分をいきわたらせるためにも、適度な運動も必要不可欠です。

ただし、かかとがガサガサする人の中には、水虫などの皮膚病のほか、内臓系の病気が隠れている可能性もあります。

しっかり保湿してもあまりにガサガサがひどい場合は、一度医師に相談することをおすすめします。

あそこに元気がなくなったら、動脈硬化のサインかも！

女性にはわからないと思いますが、ペニスに元気がなくなってくると、男性はかなりざんねんな気持ちになってしまうものです。元気がなくなってくる理由は、年齢による男性ホルモンの低下をはじめ、ストレス、食生活の乱れなどさまざまありますが、まず、勃起が起こるしくみから見てみることにしましょう。

男性が興奮すると、男性ホルモンのテストステロンが分泌され、その作用により、ペニスの海綿体の神経や血管に一酸化窒素が出ます。これは、血管をしなやかに保ち、血管を拡張させる作用を持つ成分で、その結果、海綿体の血管に血液がいきわたることで、勃起状態に至ります。

そして、多くの男性が「元気がなくなってきたな」と感じるきっかけに、朝立ちの回数低下があります。朝立ちは、性欲や夢とは関係なく起きる自然現象で、健康な男性であれば、30代の頃は、ほぼ毎朝勃起します。

しかし、ストレスや疲労が多かったり、年齢とともに男性ホルモンが減ってくると、朝立ちの回数は減りはじめ、「元気がなくなってきたな」と感じる人が出てきます。

ある程度減るのは自然なことではあるのですが、1週間のうち1日も朝立ちがないような場合は、「もう年だから」とか「最近疲れているから」と、見過ごしてしまうのはよくありません。そこまで元気がなくなっている場合は、男性ホルモンの低下により血管の状態を良好に保つ一酸化窒素の量が減ったことで、動脈硬化が進んでいる可能性があるからです。

実際、急性心筋梗塞を起こした男性患者のうち、EDである男性の率は、そうでない男性に比べて50パーセント前後も高かったという研究結果もあります。

ですから、「どうも元気がなくなってきたな…」と思ったら、それは、動脈硬化の早期発見につながるサインかもしれません。事前に病気の進行をストップできるチャンスになるかもしれないので、ざんねんな気持ちにならず、むしろ前向きに、しっかりと受け止めるようにしましょう。

早く教えてほしかった…

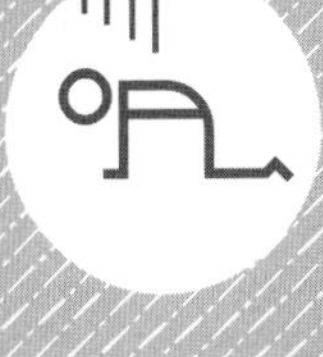

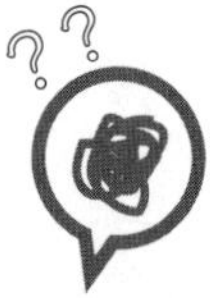

目を開けたままクシャミをすると、眼球が飛び出る!?

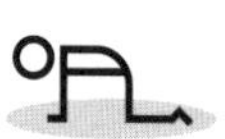

さて、ここで質問です。

皆さんは、クシャミをするとき、目を開けていますか？　それとも閉じていますか？

普段、あまり意識していないと思いますが、ほとんどの方が、いえ、１００パーセントの方が、クシャミをするときは目を閉じているはずです。

なぜなら、目を開けたままクシャミをすると、なんと恐ろしいことに、眼球が前へ飛び出してしまう可能性があるからです。

クシャミは、寒いときに鼻腔の温度を上げるために、また、異物を排除するために起きる、不随意運動です。つまり、自分たちの意識ではコントロールできない、反射的な運動ということです。

いずれにせよ、クシャミのポイントは鼻腔の空気の通りをよくすることにあるため、私たちはクシャミをするとき、瞬間的に鼻腔を膨らませることになります。

そして、このとき大事なのが、目をつぶるという行為。目を閉じると頬の筋肉が自然と上がるため、それに引きずられる形で鼻の穴が膨らみ、空気が通りやすい状態になるわけです。

ですから、なんらかの理由で目が開いたままクシャミをすると、鼻腔の膨らみが足りないために空気の行き場がなくなります。そして、目と鼻腔は顔の奥でつながっているため、行き場のなくなった空気が目から出てしまうのです。

また、クシャミの瞬間は、身体の機能が一瞬停止し、目に巨大な負担がかかるといわれています。こうした条件が重なることで、最悪の場合、眼球脱臼といって、目が前に飛び出してしまう現象が起こる可能性があるわけです。

たかがクシャミ、されどクシャミ。くれぐれも、「ヨシ、試しに目を開けたままクシャミをしてみよう」などと思わないようにしてください。いくら意識してみても反射的に目を閉じるとは思いますが、眼球脱臼というざんねんな結末にならないように、ご注意ください。

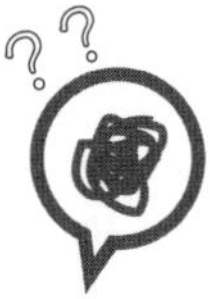

ニキビは数えると増える！

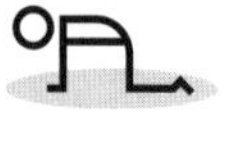

　ニキビがひどいと家に引きこもったり、自分に自信がなくなったりします。中学生などは、ニキビをきっかけに登校拒否になってしまう人もいるほどです。実際、多くの人が、思春期の数年間に、多かれ少なかれニキビに悩まされることになります。

　そして、ニキビができると、少しは減っているのか、それとも増えているのかと気になって、ついつい数えてしまう人もいるようです。でも、ニキビを数えるのはやめたほうがいいでしょう。なぜなら、ニキビは数えると増える可能性が高いからです。

　ニキビができる原因は、皮脂の分泌が多くなることと、毛穴の先が詰まることで、毛穴の中に皮脂がたまること。この状態が面皰《めんぽう》です。面皰の中は、皮脂が豊富で酸素が少なく、アクネ菌＝いわゆるニキビ菌が増えやすい環境にあります。アクネ菌はどんな毛穴にもいる常在菌ですが、数が増えるとニキビを引き起こします。ひどい場合は毛穴のまわりの皮膚に障害を与え、ケロイド状に盛り上がったり凹んだりして瘢痕《はんこん》を残します。俗にいう、あばたです。

では、なぜニキビは数えると増えるのでしょうか。

実は、ニキビはストレスと密接に関係しているのです。

人はストレスを感じると、何とかしてストレスに対抗しようと、アドレナリンやコルチゾールといったホルモンを分泌します。中でもコルチゾールは〝ストレス対抗ホルモン〟として大変優秀なのですが、男性ホルモンを刺激して増やしてしまう働きも持っているのです。

この男性ホルモンが、ニキビには大敵です。なぜなら、皮脂分泌を促す働きを持っているから。男性ホルモンが増えると皮膚は角化異常を起こし、皮膚が厚くなることで皮脂が詰まり、ニキビができやすくなってしまいます。また、毛穴に皮脂がたまるとアクネ菌のエサを増やしてしまうため、ニキビが悪化するのです。

つまり、ニキビを気にして数えること自体が、その人にとってかなりのストレスになり、それがコルチゾールの分泌を促し、男性ホルモンを増やすことで皮脂を増やし、ニキビを更に増やす……という、ざんねんなループに陥ってしまうのです。

「気にするな！」といわれても、気になるのがニキビですが、気にすれば気にするほど、どうしてもストレスになり、なかなか良い結果になりません。

私の外来でもニキビの患者さんにはなるべく鏡を見ないように指導しています。実際、それだけで症状が改善する患者さんもいらっしゃいます。

おじさんが赤ちゃんに泣かれる科学的根拠

赤ちゃんといえば、やはりお母さんが大好き。それは当然といえば当然かもしれませんが、大人の男性が近付くと、どういうわけか、赤ちゃんが泣き出してしまうことは少なくありません。たとえそれがお父さんであっても、赤ちゃんによっては、容赦なく泣き出します。

それに比べると、お母さんじゃなくても、女性が近付いた場合は、おじさんが近付いたときほど赤ちゃんが泣き出すことは少ないようです。

こんなとき、赤ちゃんは本能的に何かを感じ取っているのでしょうか。

実は、おじさんが近付くと赤ちゃんが泣いてしまう主な原因は、その声にあると考えられています。よく観察してみると、赤ちゃんが泣き出すのは、おじさんが近付いた瞬間ではなく、話しかけたあとではないでしょうか。

赤ちゃんは周波数的に高い音や声が好きで、男性特有の低い声が苦手。そのため、おじさんが良かれと思って赤ちゃんに声をかけた途端に、恐怖を感じて泣いてしまうのです。

ですから、たとえおじさんであっても、声色を使って高い声で話しかければ、赤ちゃんは安心し、ご機嫌でいてくれる可能性はあるでしょう。ただし、あまり大きな声を出すとびっくりしてしまうので、そっと話しかけてみましょう。

なお、赤ちゃんがおじさんを怖がるのは、声だけではなく、女性と比べて無表情だからという説や、全体的に大きいから、見慣れないから、といった説もあります。

まったく悪気がないにもかかわらず、それどころかとてもかわいいと思っているのに、近付くだけで泣かれてしまうというのは、おじさんとしては、やっぱりざんねんですね。

貧乏ゆすりが〝幸せホルモン〟を増やす!?

打ち合わせや会議の途中、ふと相手の足元を見たとき、片足がリズミカルに動いているのに気がついて、ちょっとざんねんな気分になったことはありませんか。いわゆる、貧乏ゆすりのことです。

名前が貧乏ゆすりなだけに、昔から良くないクセ、ざんねんなクセとされ、子どもがやっていると、大人は「みっともないからやめなさい」と叱ったものです。

ところが、最近になって、貧乏ゆすりに意外な効果があることがわかってきました。実は、貧乏ゆすりをすると、〝幸せホルモン〟の異名を持つセロトニンの脳内分泌が増えるというのです。

セロトニンとは、私たちの心に安らぎをもたらしたり、ノルアドレナリンやドーパミンといった神経伝達物質の作用をうまく制御したりしてくれる、非常に重要なホルモンのひとつ。ストレスがたまったり、睡眠不足や不規則な生活が続いてセロトニンの分泌が減ると、心身がリラックスできなくなり、気分がうつ的になったりします。さらに、興奮状態のときに分泌されるノルアドレナリンやドーパミンが暴走をはじめ、自律神経が乱れるため、さまざまな悪影響が私たちの身体に起こってきます。

つまりセロトニンとは、人が心身ともに健やかな毎日を送るために欠かせないホルモンであり、私たちが幸福な気持ちでいられるかどうかは、セロトニンの分泌にかかっていると言っても、過言ではないのです。

では、どうすれば、私たちはセロトニンを増やすことができるのでしょう。

まずは食事。セロトニンは、トリプトファンというアミノ酸の一種と、ビタミンB6、炭水化物によって体内で作られているので、特にトリプトファンとビタミンB6が豊富な食材の摂取を心がけるといいでしょう。たとえば、バナナはトリプトファン、ビタミンB6、炭水化物のすべてが含まれているので、おすすめです。

次が、日光。朝起きて太陽の光をたっぷり浴びると、体内でセロトニンの分泌が促進されます。また、セロトニンは人を眠りに誘うメラトニンの原料にもなっているので、質の良い眠りのためにも、昼間、しっかり日光を浴びておくといいでしょう。

そして3つめが、リズム運動。ちょっと意外な感じがしますが、ウォーキングや音楽に合わせた軽い体操、ダンスなど、規則的なリズムを繰り返す運動をすると、セロトニンの分泌が高まることがわかっています。

そこで、貧乏ゆすりです。

足などを小刻みに揺らし続ける貧乏ゆすりをすることでも、こうしたリズム運動と同じような効果が期待できるといわれているのです。

また、あえて説明するまでもなく、貧乏ゆすりにはイライラを鎮める効果もあるので、ストレス解消にも役立っていると考えられます。

考えてみれば、私たち人間は、イライラしたり、ストレスを感じているとき、自然と貧乏ゆすりをはじめる傾向があります。これは、リズム運動をすることでセロトニンの分泌を高めて心と身体の状態を落ち着かせるために自然と身についた、〝良いクセ〟だったのかもしれません。ただし、貧乏ゆすりを目の前でやられると不快に感じる人は多いので、むやみに人前でやるのは避けておいたほうがいいでしょう。

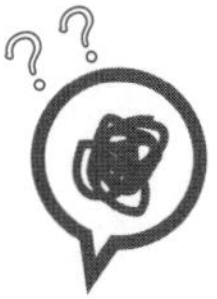

仕事も家事もこなす女性はシワが増える！

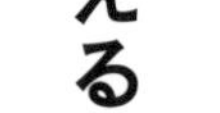

最近の女性には、仕事も家事もこなすパワフルな人がたくさんいます。それはそれで、素敵なことだと思うのですが、ちょっと気をつけていただきたい問題があります。

それは、仕事も家事もこなす女性は、シワが増える危険性が高まるということ。

どこのシワが増えるかといえば、首のシワです。

首は、ある意味顔以上に年齢が出やすいともいわれていますが、実際には顔のお手入れはしていても、首のことを気づかっている人は少ないようです。

しかし、仕事も家事もこなす女性は首を酷使していることが多いため、ざんねんながらシワができやすいのです。

首にシワが出やすい動きは、スマホを見る、パソコンや事務作業を行う、料理、食器洗い、掃除、裁縫や編み物といった細かな手作業などです。どれも顔を下に向けたままの作業であるため、首が折れ、その部分の皮膚に負担がかかり、シワになってしまうのです。

ですから、忙しい女性は、首にシワが増えてしまわないように、できれば顔と同じように首のケアも心がけるといいでしょう。

まずは、紫外線と乾燥を防ぐこと。日焼け止めや保湿クリームを塗るときは、顔だけではなく、首にも塗るようにしましょう。

また、首の表面に近いところにある広頚筋《こうけい》を鍛えると、シワができにくくなり、今あるシワも薄くなる可能性があります。

簡単なところでは、首の皮を伸ばすようなつもりでゆっくり上を向いてアゴを突き出し、5~6秒キープ。そのあと、下唇をへの字にするように「イーッ」をして、首の筋肉を引っ張り、やはり5~6秒キープ。これを、1日1、2回繰り返します。

首の皮膚を健やかに保って、仕事に家事に、ハツラツとした毎日を送ってください。

コラーゲンを食べても お肌ツヤツヤにならない!?

人間、誰しも歳をとります。これはどうしても避けられないことですが、そうとわかっていても、多くの女性は年齢による肌の衰えがどうしても気になるようです。少しでもきれいな肌を保ちたいというのは、年齢に関係なく、世の女性たちの強い願いなのでしょう。

女性が美しい肌を保つためにとりいれている方法のひとつが、コラーゲンの摂取です。サプリメントでとっている人もいれば、コラーゲンが多いと考えられている鶏肉や牛すじ、ふかひれなどの食材を積極的に食べているという人もいるでしょう。

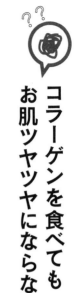

コラーゲンは、アミノ酸で構成されるたんぱく質の一種であり、皮膚や骨、軟骨、腱などに多く含まれ、身体の細胞と細胞をくっつける接着剤のような役割を果たしている成分です。そのため、「美容にいい」「骨や関節にいい」といわれるようになった

と思われます。

しかし、ざんねんながら、コラーゲンをどんなに食べても、それがそのまま肌の細胞に届いて〝お肌ツヤツヤ〟を実現してくれるわけではありません。少し前に「コラーゲンを食べても美肌効果は期待できない」という説が話題になっていたので、美容に敏感な方はすでにご存じかもしれません。

こう書いてしまうと、がっかりした女性も多いと思いますが、実はコラーゲンが肌に効く・効かないは、数年前から専門家の間でもかなりの論争になっていて、はっきりした結論はまだ出ていないのが実情です。

ただし、いくらコラーゲンを食べても、それがそのまま肌のコラーゲンになるわけではないことは間違いありません。なぜなら、コラーゲンは体内で一度細かく分解されてしまうから。どんなにコラーゲンをせっせと摂取したところで、それらはみなアミノ酸などに分解されてしまうのです。

実際、国立栄養研究所などは、コラーゲンの人への有効性について十分なデータはまだない、としているようです。

その一方で、さまざまな研究機関が行った実験の中には、「コラーゲンを食べることで美容効果は期待できる」という結論に至ったものも、以前からけっこう存在していました。

そんな混とんとした状況の中で、最近になって、新しい事実がわかってきました。コラーゲンを食べると、線維芽細胞という、体内でコラーゲンを作り出している細胞が活性化されることが判明したのです。

線維芽細胞は年齢とともに働きが悪くなるため、歳をとると体内のコラーゲン量が減って肌のハリやツヤが失われていきます。ところが、コラーゲンを食べると、この繊維芽細胞が「コラーゲンが体内で分解されている」という情報をキャッチして、コラーゲンを作り出す方向に働き出すというのです。

以上をまとめると、口からコラーゲンを摂取した場合、ざんねんながら一度分解されてしまうけれど、体内でコラーゲンが増える効果は期待できる、といえます。ただし、肌の状態はコラーゲンだけで決まってくるわけではないので、過度の摂取は意味がありません。やはり、バランスの良い食事を心がけることが大切でしょう。

緊張するとおなかが痛くなってしまう裏事情

試験の当日や、大事な会議のある日、プレゼンや発表会の日など、緊張すると必ずおなかが痛くなるという人は、決して珍しくありません。

ご本人にしてみれば、ここぞというときに腹痛のせいで力を発揮しきれず悔しい思いをすることになるため、ざんねんどころでは済まされない、深刻な悩みかもしれません。

それにしても、どうして緊張するとおなかが痛くなるのでしょうか。

私たちの身体は、どの臓器も多かれ少なかれストレスの影響を受けていますが、その中でも腸は、特にストレスに敏感に反応してしまう臓器だということがわかっています。まず、そのしくみから説明しておきましょう。

人はストレスを感じると、まず脳の中で「副腎皮質刺激ホルモン放出ホルモン」

（略称ＣＲＨ）が大量に放出されます。

すると、これを受けて、代表的なストレス対抗ホルモンである「コルチゾール」が副腎から放出されたり、交感神経が活発化して、心拍数や血圧が上昇します。これが、いわゆる緊張状態です。

実は、ＣＲＨは、それと同時に骨盤部の副交感神経にも働きかけ、腸の運動も促しています。その結果、人によっては腸が動くことで、キリキリとした腹痛を感じてしまうことがあるのです。

しかも、最近の研究により、緊張時の腹痛の原因は、それだけではないことがわかってきました。

人がストレスを受けると、大腸の腸壁でアレルギー反応に似た現象が起こることが、明らかになってきたのです。

つまり、ＣＲＨの影響だけでなく、腸自体がストレスに直接反応してしまう臓器だったというわけです。〝第二の脳〟とも呼ばれ、常に脳と互いに影響しあって活動している腸。とても繊細な臓器なので、できるだけ労わってあげたいものです。

ごはんを食べると眠くなってしまう人と、眠くならない人、その違いとは！

仕事や勉強をしている最中、猛烈な眠気が襲ってきてまいったという経験は、誰にでもあるでしょう。特に、食事をしたあとの眠気は、ときに耐えがたいものがあります。

食後に人間が眠くなってしまう理由は実はいくつもあって、それらが複合的に重なり合って強い眠気を引き起こしていることがわかっています。

中でも、その主な要因といわれているのが、オレキシンというホルモン分泌量の低下です。

オレキシンとは、あまり耳慣れないホルモンだと思いますが、私たちの食欲・活動量と深く関係している成分で、覚醒を補助し、眠気を減らす作用を持っています。

簡単に言うと、空腹になるとオレキシンの分泌量が増え、私たちは覚醒し、活動量を上げます。つまり、体内でオレキシンが増えれば、勉強や仕事のやる気が出て、集中力も上がりやすくなるのです。そして反対に、満腹になるとオレキシンの分泌量は低下し、私たちは眠気に襲われることになります。

では、なぜ、空腹になるとオレキシンの分泌量が上がるのでしょうか。

それは、私たちの脳が、空腹が続くと、生命維持の観点から〝危機的な状態〟と判断するからです。

その気になればいつでも十分な食事にありつける現代の私たちにしてみれば、過食のほうがむしろ生命を脅かす要因になりがちです。しかし、人間ももとは動物です。野生の動物たちが、生き抜くために命懸けで狩りをしていることを考えれば、空腹が命を脅かす大きな要因であることは、皆さんも納得のいくところだと思います。

反対に、食事をとったあとに動き回ると、せっかくとったカロリーをあっという間に消費してしまうことになります。これでは、動物として効率が悪い。つまり、できるだけ満腹状態を長持ちさせるために、食後はオレキシンの分泌が抑えられ、活動量が自然と下がるように、私たちの身体はできているのです。

しかし、実際には、ランチのあとなどもシャキッとしていて、バリバリ仕事をこなしている人も確かに存在します。そういう人と、そうでない人の違いは、どこにあるのでしょうか。

おそらくそういう人は、少なくとも食事を腹八分目、もしくは七分目ほどで済ませているはずです。そして、積極的に同僚や上司と会話したり、電話連絡などをして、周囲の人々とコミュニケーションをとっていることでしょう。あるいは、食後しばらくしたら軽く身体を動かすといったことが、自然と習慣化していると思われます。

これらはすべて、緊張感を保ち、オレキシンの分泌低下を和らげるなど、眠気防止に働く行動と考えられています。緊張感がある状態とは、動物的に考えれば、生命の危機が少なからずある、という状態ですから、おちおち眠くなってなどいられないのです。

ちなみに、カフェインにはオレキシンの分泌低下を防ぐ効果は期待できないため、食後にコーヒーを飲んでも、そうした意味では眠気防止にはなりません。ただし、アデノシンという眠気物質が脳の中に蓄積させるのを防ぐ効果があるため、その観点からは有効と考えられています。

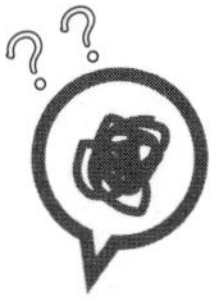

季節の変わり目に体調を崩すのは、気圧と関わりがあった

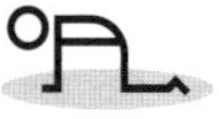

春先や秋の終わりなどの季節の変わり目は、風邪をひく人が増えるのはもちろん、めまいや頭痛、血圧の変動、倦怠感をはじめ、うつや不安感など、心身ともにさまざまな不調を訴える人がぐっと増えます。

このように、気候や天気の変化によって起きる不調が「気象病」と呼ばれていることは、皆さんもすでにご存じでしょう。

ただ、気象病の主な原因は、気温や気圧の変化だとされていますが、気温はともかく、気圧の変化が体調に影響を与えるというのは、実感としていまひとつピンとこないのではないでしょうか。

気象病のメカニズムを簡単に説明すると、体調が崩れる主な原因は、自律神経の乱れにあります。

激しい気温や気圧の変化は、人間にしてみれば相当大きなストレス。それに自律神経がついていけなくなることで交感神経が優位な状態が続くことになります。交感神経が高い状態というのは、いわば興奮状態ですから、エネルギー消費は増え、脳も身体もなかなか休まりません。そのため体力と気力を消耗し、心身ともに調子が悪くなるのです。

実際に、私たちの身体の中で気圧の変化を察知しているのは、耳の奥にある内耳です。気圧変化の情報は内耳から脳に伝達され、それを受けた脳は〝非常事態〟と判断し、交感神経を高めるように全身に指令を出します。

その結果、心拍数、血圧などが上昇した状態が長く続き、めまいや頭痛、うつなどの諸症状を引き起こします。さらに、自律神経の乱れによる血圧の上昇だけでなく、気圧の低下による私たちの身体への直接的・物理的な影響も関係して、関節痛や古傷の痛みといった、さまざまな症状が表れるのです。

もともと、私たち人間の身体は、気温や気圧の変化といったストレスに対して、限度はあるものの、かなり耐えられるように作られていました。たとえば、暑くなれば汗を出して気化熱で身体の温度を下げようとし、寒くなれば血流を内臓に多く留めて生命維持に大切な内臓を守ろうとします。ですから、本来、自律神経が正常に働いている限り、そう簡単には体調は崩れないようにできています。

しかし、近年、空調が整うことで快適な環境にいる時間が増えたり、あるいは冷房のきいた部屋から炎天下に出ることで自然界ではあり得ない温度差を日に何度も経験したり、ずっと屋内で過ごしていて暑さも寒さも感じる機会が少なくなったりと、自律神経がしっかり働きにくい環境に置かれている人が増えました。

その結果、自律神経のバランスが乱れやすくなり、ちょっとした気温や気圧の変化にも耐えられない人が多くなってきたと考えられているのです。

いうなれば、私たち人間は快適な環境を手に入れた代償として、気温や気圧の変化に弱くなってしまったわけです。ちょっと、ざんねんな事実ですね。

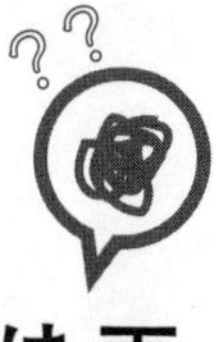

雨の日に頭痛が起こりやすい…は諦めるしかない？

雨が降ると、誰しも憂鬱な気分になるものです。でも、実際には、それどころか気分が悪くなったり、身体の関節が痛んだり、頭が痛くなったりする人もかなりの数に上ります。

特に頭痛持ちの方にとって、雨の日は辛いもので、雨が降るたびに頭痛が起こるために、雨の日が怖くなってしまっている人もいるようです。

雨の日の頭痛を「雨の日頭痛」といったりしますが、これは気圧や気温の変化が原因で引き起こされる「気象病」の一種です。雨を降らせる前線の接近により気圧が急激に下がってくること、そして、気温や湿度も急激に変化することなどによって誘発されます。

そのため、雨の日頭痛に悩まされている人にとって、梅雨や台風が多い時期や、気圧変動の大きい季節の変わり目は、非常に辛い日々のようです。

頭痛について、もう少し詳しく見てみましょう。

頭痛には、大きく分けて片頭痛、緊張性頭痛、群発性頭痛という3種類があります。そのうち、天候に影響を受ける可能性が高い頭痛は片頭痛と緊張性頭痛の2種類ですが、気圧の変化によって頭痛が引き起こされるメカニズムは、片頭痛と緊張性頭痛で異なります。

頭全体が締めつけられるように痛む緊張性頭痛の場合、気温や気圧の変化が引き金になって体内でセロトニンというホルモンが作られることで発生します。セロトニンには交感神経を刺激して血管を収縮させる働きがあるため、これによって頭痛が起きると考えられています。

一方、頭の片側などが脈打つように痛むことが多い片頭痛の原因には諸説あり、確定的なことはわかっていません。有力視されているのは、低気圧になることで血管が拡張し、これが近くの神経を刺激することで起きるという説です。気圧が低い高地へ行くと、ポテトチップの袋などがパンパンに膨らむことがありますが、基本的にあれと一緒です。気圧が低くなることで血管が普段よりも膨らみ、そのまわりにある神経に物理的に影響を及ぼしていると考えられています。

いずれにせよ、雨の日頭痛を防ぐためには、できるだけ外出を控え、室内の空気や湿度を一定に保つようにするしかありません。これだけでも、ある程度頭痛が緩和される人はいるでしょう。

しかし、一般の人が室内の気圧を一定に保つことは不可能なので、ざんねんながら気圧の影響を避けることは難しいでしょう。外出を控えるなどの対策をとっても雨の日頭痛がひどい人は、病院で適切な痛み止めを処方してもらうことをおすすめします。頭痛は、緊張性頭痛か片頭痛かによって効果のある薬が違うので、専門の医師とよく相談することが大切です。

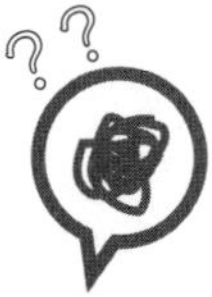

食事制限すると、かえって太ってしまう！

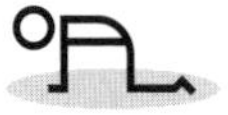

日本の多くの女性が、そして40歳以降の多くの男性が、一度は経験したことがあるであろう、食事制限。美を追求するために、そして健康維持のために、現代を生きる多くの人々は、スッキリとした体形を維持しようと、努力を重ねています。

でも、食事制限によるダイエットに成功した経験のある人は、意外と少ないのではないでしょうか。食事量を減らすのはなかなかツライので、挫折してしまう人や、しばらく我慢できても途中でタガがはずれてリバウンドしてしまう人がけっこういるようです。

とにかく、食事制限でやせるというのは、決して簡単ではないのです。

しかし、それも致し方ないこと。食事制限によるダイエットがなかなかうまくいかないのは、単なる意思の問題ではないからです。実は、私たちが食料を減らすと、人間の身体に太古の昔から染みついている生命維持のためのシステムが、否が応でも働いてしまうからなのです。

人間をはじめ、あらゆるほ乳類は、食事をしてエネルギーを摂取しない限り、生命を維持できません。そのため、ほ乳類には空腹や飢餓状態が続くと、それを打開しようとしてある神経伝達物質が脳内に放出されています。

その物質の名は、ニューロペプチドY。これが脳の視床下部に放出されると〝飢餓信号〟が発せられ、私たちの身体はエネルギー消費を抑制し、摂食を増やそうとしはじめるのです。

つまり、食事制限で空腹が続くとどうにも食欲がわいてくるのは、単におなかがすいたと感じているだけではなく、このような神経伝達物質の作用が働いているから、ということになります。

その結果、人はどうしても食べ物に手が伸びるようになる上、いつもよりエネルギー消費が抑えられてしまうことから、体重は落ちにくくなり、かえって太ってしまうという、実にざんねんな現象が起きてしまうのです。

他人のうんこで病気が治ってしまうとは

現代人が多く悩んでいる病気に、花粉症などのアレルギー性疾患、便秘や下痢、うつ病などがあります。もしも、他人のうんこを大腸に入れることでこうした病気が治るとしたら、あなたは試してみる勇気がありますか⁉

実は、他人のうんこを肛門から大腸に注入してさまざまな病気を改善するびっくりするような治療法、その名も「糞便微生物移植」が、すでに動き出しています。

カギを握るのは、心身の健康に深く関与することが解明されつつある、腸内フローラ（腸内細菌叢）、つまり、腸内にあるさまざまな微生物の群衆です。

腸内には１００種類以上、１００兆個以上の腸内細菌が生息しており、どんな細菌をどれだけ持っているかは人それぞれ。そのバランスによって、私たちの健康は大きな影響を受けています。

腸内フローラは、食事や運動、生活習慣などによってある程度変わるものの、自力で変えていくのはなかなか大変です。そこで、健常な人のうんこから良質の腸内細菌を取り出し、患者の大腸に注入することで腸内細菌叢のバランスを良くしようというのが、糞便微生物移植なのです。

これは、腸の疾患だけでなく、糖尿病やがん、動脈硬化、花粉症など細菌叢との関連が指摘されている疾病の治療法としても、注目されはじめています。

すでにアメリカでは、難治性の腸管感染症の有効な治療法として政府機関が提示していますし、日本でも、潰瘍性大腸炎の治療などに役立てようと、順天堂大学などいくつかの大学が2014年頃から臨床試験を行っています。

たとえば、臨床試験の結果、うつ病だった患者さんの中には、「以前のように理由もなくふさぎ込むとか感情が突然爆発するようなことがなくなり、自分の中で何かが変わった気がしました」と、確かな効果を実感している人もいます。

現在、一般的には、便を生理食塩水に溶かし、ろ過した菌液を内視鏡で大腸に注入する方法がとられていますが、今後、より患者さんに負担が少なくなるように、菌が生着しやすい特殊な液に便を溶かし、ゴム製の管で浣腸する方法が研究されています。

将来的には、例えば緊張しないためとか、やせるためとかに、腸内細菌入りタブレットを飲むような形にまで進化するかもしれません。

しかし、どんなに効果的な治療だったとしても、他人のうんこを体内にとりいれると思うと、どうしてもざんねんな気持ちになってしまうかもしれませんね。

ちなみに、赤ちゃんは生まれるとき、産道を通ることで母親から細菌を受け継ぐといわれており、人の腸内細菌の形成はここからはじまると考えられています。また、行きすぎた除菌習慣や抗生物質の乱用が腸内フローラの多様性を減少させ、疾病を招いていると指摘している専門家もいます。

スキップができない子どもの中には、治療が必要な場合もある⁉

スキップができないと、ただの〝運動オンチ〟と片付けられてしまうことが少なくありません。しかし、実際のところ、どうしてもスキップができない人の場合、いわゆる運動神経とはあまり関係がないこともあるようです。

スキップや縄跳びは、手と足、目と手など、身体の各部で別々の動きをしつつ、ひとつのまとまった動きをするもので、これを「協調運動」と呼びます。そして実は、こうした運動がうまくできない子どもの中には、協調運動障害のケースがあるのです。

その場合は、やみくもにスキップだけ練習したところで、効果は期待できません。無理に練習を繰り返させても、本人はますます自信を失うだけです。専門家による計画的な治療が必要になるので、もし悩んでいるようでしたら、一度精神神経科の医師に相談してみるといいでしょう。

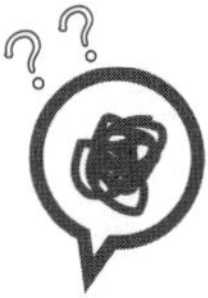

しゃっくりが止まらないと死んでしまうことも！

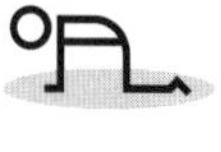

突然、何らかの原因で、横隔膜がけいれんを起こして発生する、しゃっくり。痛いとか苦しいとかいうほどではないけれど、なかなか止まらないと気になるし、できれば起きてほしくないものです。

まず、しゃっくりとは何なのか、なぜ起こるのかから、見てみましょう。

しゃっくりの大きな原因となっている横隔膜とは、肺とおなかの間にある、呼吸に関連する筋肉です。焼肉でいうところのハラミにあたります。基本的に、しゃっくりの原因は、食べすぎや飲みすぎ、熱いものや辛いものの摂取とされ、笑いすぎたり、時には何もなくても突然起きることがあるようです。

数分から数十分ほどで止まる場合や、長くても数時間で止まる場合は、特に気にする必要はないでしょう。

ただ、2～3日以上にわたり続いたり、あまりに頻繁に起こる場合は、注意が必要です。しゃっくりが脳卒中や脳腫瘍、肺炎、腎不全、食道がんなどが原因で起きることがあるからです。

実は、しゃっくりは原因によって3つに分けられます。横隔膜の刺激によって起こる「横隔膜性しゃっくり」、脳をはじめとした中枢神経の刺激で起こる「中枢性しゃっくり」、末端神経の刺激で起こる「末梢性しゃっくり」です。

「横隔膜性」は、食べすぎ飲みすぎ、刺激物摂取などによることが多いのですが、腎不全が原因であるケースもあります。「中枢性」は脳腫瘍、脳卒中、アルコール中毒などが原因のケース、「末梢性しゃっくり」は、首の病気、呼吸器系の病気などが原因のケースもあるようです。

つまり何日もしゃっくりが止まらない場合、最悪、死につながる深刻な病気が隠れていることもあるので、おかしいと感じたら一度病院に行っておいたほうが安心です。

とりあえずここでは、一般的なしゃっくりの止め方も紹介しておきましょう。

一番簡単なのが、息を一定時間止めるという方法。10秒ほど息を限界まで吸い、10

秒止め、また10秒かけてすべて吐き出す、というローテーションを何回か続けてみるというものです。

このほかにも、舌を30秒〜1分間ほど引っ張ったり、耳に人差し指を入れて1分ほど軽く抑える、コップの反対側から水を飲むなどあります。

問題のないしゃっくりの場合、これらをいろいろ試しているうちに、おそらく気がついたら止まっていることがほとんどだと思います。

最後に、しゃっくりのギネス記録にふれておきましょう。あるアメリカ人男性のしゃっくりが1922年から1990年まで68年間止まらなかったそうで、その数、約4億3千万回！

そしてなんと、しゃっくりが止まった翌年、97歳で亡くなってしまったそうです。ひょっとしたら、この人の場合は、しゃっくりによって寿命が延びていたのかもしれませんね。

車の中で本を熱中して読むと、車酔いする確かな理由

数ある動物の中でも、文明の利器を使いこなす人間ならではの身体的反応のひとつに、車酔いがあります。特に、普段はあまり車に酔わない人でも、本を熟読したりスマホをじっくり見たりしていると、酔ってしまうことがあるようです。

その理由は、実は、脳の混乱にあります。

私たちが車に乗って本などを読んでいる場合、脳は、筋肉と目から〝今、自分は静止している状態だ〟という信号を受け取っていますが、バランスを感じとる平衡《へいこう》神経のほうは〝今、自分は動いている状態だ〟という信号を受け取っています。この2つの信号のミスマッチにより脳が混乱を起こし、いわば誤作動を起こしてしまうのです。

昔から、人間の脳がこうした混乱状態に陥る原因のひとつに、毒を持った動植物の存在がありました。中でも、神経系統に特化して作用する神経毒にあたった場合、人

の脳はやはり混乱状態に陥り、めまいや吐き気といった中毒症状を引き起こします。

つまり、車酔いで混乱を起こした脳は、体内に神経毒が入ったのかと勘違いし、神経毒による中毒症状と同じように、めまいや吐き気を引き起こしてしまうのです。

脳の混乱を防ぎ、車酔いを防止するには、まず、車窓から遠くの景色を眺め、目と筋肉からも〝自分は動いている〟という情報を頭に入れるようにするといいでしょう。

そして、本を読んでいるときは、定期的に顔を上げて窓の外を見渡し、やはり〝自分は動いている〟という情報を、適宜脳に入れるようにしましょう。

本の世界に没頭してしまい、外界の情報をシャットアウトしてしまうことが、脳に混乱を起こさせる最大の原因になるので、車内ではあまり読書に没頭しすぎないほうがいいでしょう。

努力してもムダだった！

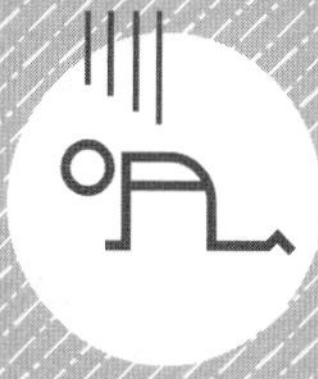

ある時期、お父さんが娘に突然嫌われるワケ

若い娘さんをお持ちのお父さんの中には経験者が多いと思いますが、女性は思春期になると、突然父親を毛嫌いする傾向にあります。「お父さんは臭い」とか、「お父さんの入ったお風呂には入らない」「お父さんの下着と私のものを一緒に洗わないで」などなど……。

実はこれも、人間の、ある意味ざんねんな本能のひとつと考えられています。

女性は思春期になると、血の繋がりの濃い異性の身体のニオイ（フェロモン）を嫌う習性があるのです。ただし、これは近親配合による奇形児出産などのリスクを減らすための女性の防衛本能だと考えられています。

お父さんにしてみればざんねんかもしれませんが、むしろ娘さんが健全に成長している証拠なのだと、前向きにとらえましょう。

蚊に刺されやすい人と刺されにくい人の差

人間には、どうも蚊に刺されやすい人と、そうでもない人がいるようです。実際、同じ場所に同じ時間だけいたのに、特定の人ばかりがたくさん刺されていたり、あるいは、同じ人物でも、お酒を飲んだあとはいつもよりたくさん蚊に刺されるといった現象が起こります。

蚊に刺されやすいざんねんな人とそうでない人の違いは、どこにあるのでしょう。

蚊が人間の存在をキャッチする器官に、小顎髭というものがあります。これは、蚊の口の辺りにある2本1組のもので、人が吐く二酸化炭素を感知する能力が備わっています。なんと、5メートル先の二酸化炭素の存在も察知できるそうです。

蚊は、この小顎髭で二酸化炭素を感じ取ることで〝獲物〟の存在を認識しているため、蚊に刺されやすい人の第一の特徴は、二酸化炭素を多く吐き出している人、ということになります。その代表が、お酒を飲んでいる人と妊婦です。

さらに、蚊には温度を感知する産毛《うぶげ》状のセンサーもついているため、わずかな温度変化も察知します。その感度は、人間の10倍ほど！

ですから、蚊に刺されやすい人の第二の特徴は、体温が高い人といえます。

また、この産毛状のセンサーは、汗の一部や脂肪酸のニオイをかぎ分ける力を持っているため、汗っかきの人や太った人も刺されやすいということになります。

面白いところでは、黒い服を着ている人や、日焼けして肌の色が濃くなっている人のほうが刺されやすい、ということも。実際に蚊を使った実験でも、黒がもっとも蚊を引きつけ、白がもっとも少なかったという結果が知られています。理由ははっきりとはわかりませんが、黒は熱を吸収しやすいため、黒い服を着ている人は体温が高いからではないかとも考えられます。

さらに興味深いのが、血液型による違いです。いくつかの実験により、明らかにO型の人が刺されやすいという結果が出ています。理由はよくわかっていないのですが、O型の人にとってはざんねんな事実と言わざるを得ないでしょう。

実は人間の口は、うんこと同じくらい汚い！

さて、人間の身体の中で、もっとも汚いところはどこだと思いますか。

多くの人が、うんこが出てくるところ、もっとはっきり言えば、多少なりともうんこがついているであろう肛門の周辺だと考えるのではないでしょうか。

汚いところ＝細菌が繁殖しているところととらえるなら、ざんねんながら、それは不正解です。

実は、人間の身体でもっとも汚いのは、足の指の間です。

細菌はある程度の温度と湿度が保たれ、通気性の悪いところがもっとも繁殖しやすく、実際の実験でも、足の指の間が一番細菌が繁殖したという結果が出ています。

かといって、肛門が思ったよりキレイだというわけではありません。うんこがつきやすい場所ですから、やはり細菌の数は相当に多いです。

しかし、もっと衝撃的なのは、実は人間の口の中が、うんこと同じくらい汚いという事実でしょう。

口の中は細菌がとても繁殖しやすく、歯垢の7～8割は細菌です。1ミリグラムの歯垢の中には数億もの細菌が存在しており、その数はうんこと同じくらいだといわれているのです。

口の中がうんこと同じくらい汚いなんて、ざんねんを通り越して、ショックを受けてしまう人もいるかもしれませんね。

でも、ちゃんと歯磨きをして、歯と歯茎の健康を保っていれば何の問題もないので、必要以上に気にしないでください。

ただし、歯磨きなどを怠り、口の中に細菌が増えれば、虫歯や歯周病になりますし、ひどくなればその細菌が血流にのって全身にいきわたり、心臓病や糖尿病の原因にもなります。口腔の清潔を心がけるのは、健康を保つ上で重要であることは間違いありません。

頭が良い悪いは遺伝だった…

両親がそろって東大の家の子どもはやはり東大に入学するなど、頭の良し悪しは本人の努力だけでなく、遺伝子も関係しているのではないかと疑っている人は少なくないでしょう。「頭の良し悪しは遺伝次第」ということになると、勉強や努力をする気がなくなってしまう人も出てくるかもしれませんが、近年の研究により、すべてが遺伝によるわけではないにせよ、一部が関与している可能性が高いという結論に至っています。

有名なアメリカの科学雑誌『Nature』に2014年に発表された研究でも、12歳の子どもの読解力や計算能力は、半分は遺伝的要素にあると結論づけられています。

まず、脳そのものについてですが、知能に最も関係が深い前頭葉の表面積や厚さ、密度などは、約8割が遺伝の影響を受けると考えられています。

つまり、前頭葉の大きさや密度が低い遺伝子を親から受け継いでいる子どもが、前頭葉の大きさや密度が高い遺伝子を受け継いでいる子どもに成績で勝つのは、ざんねんながら、相当に大変だということです。

しかも、いわゆる頭の良し悪しの指標となるＩＱの数値も、約6割ほどが遺伝の影響を受けると考えられています。

ただし、たとえば「数学が得意になる遺伝子」や「英語が得意になる遺伝子」が発見されたわけではなく、むしろ「持続力」「集中力」などの能力が遺伝することが結果的に成績に関係しているのではないかと推察されています。

また、２０１４年に別の科学雑誌に発表された研究結果によれば、大人になってからの学習能力の発達を調節する遺伝子も発見されています。これは記憶を司る海馬に多くみられる遺伝子で、αキメリンと呼ばれているもの。

構造の似ている遺伝子の機能などから、αキメリンが記憶や学習に関わっている可能性が高いと考えた日本の研究者が、マウスを使って実験を行いました。その結果、2種類あるαキメリンのうちの2型のα2キメリンを成長期にいかに抑制するかが、大人になってからの学習能力の向上に関係していると考えられる、という結論に至っています。

さらに、健康な人々を対象に行った別の実験では、α2キメリン遺伝子のすぐ近くにある塩基配列が特定の型の人では、性格や気質に一定の傾向が見られ、計算能力が高いことが明らかになっています。

こうした一連の研究結果から見ても、成長期にα2キメリンが脳の神経回路作りに何らかのかたちで影響し、その結果、大人になってからの学習機能に差を及ぼしていると考えて間違いなさそうです。

自分が親から受け継いだ頭の良し悪しにいまひとつ自信が持てない人は、「遺伝だから学習能力が低くても仕方ない」とざんねんな気持ちになってしまうかもしれませんが、頭の良し悪しは、遺伝子だけではなく、半分は後天的な要因だということも、どうかお忘れなく。

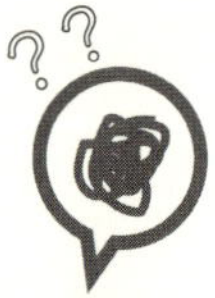

運動神経は遺伝する？

一般的に、頭の良し悪し以上に遺伝する印象が強いのが、運動神経の良し悪し。確かに、トップアスリートの子どもがトップアスリートになることは少なくありませんし、普通の家庭でも、運動神経の良い家族が多い家庭・少ない家庭に、おおよそ分かれる印象があります。果たして、運動神経とは遺伝するものなのでしょうか。

まず、「運動神経」という言葉から考えてみましょう。これは、科学的にいうと、腕や足の動きなど、骨格筋の動きを支配する体性運動神経と、内臓の動きを支配する内臓運動神経の2つに分かれます。いずれにせよ、脳が出した指令を体中に伝える神経系統の働きの総称です。

ですから、私たちが普段「運動神経」といっているのは、「体性運動神経」のことでしょう。

しかし、この神経の発達は、遺伝ではなく、3歳から14歳頃にかけて、どのような運動にどのようにどれだけ取り組んだかによって決まってくるといわれています。

たとえばトップアスリートの子どもの場合、普通の家庭に比べれば、幼い頃から運動に取り組む機会が増える可能性はぐっと高いはずです。そして、運動するにあたって、トップアスリートの親から、適切なアドバイスを受けられる可能性も高まります。彼らはそうした経験を経て、結果的に優れた運動神経を獲得しているといえるのです。

この場合、運動といっても、プロの指導による筋トレや体操競技といったものに限らず、鬼ごっこやかけっこなどの遊びで身体を動かすことでも、十分に効果があると考えられています。

では、運動ができる人とできない人の差に遺伝はまったく関係なく、本人の努力と経験次第なのかといえば、ざんねんながらそんなことはありません。

というのは、筋肉や筋肉量、骨格、身長など、体形については、私たちは遺伝の影響を大きく受けているからです。特に身長は9割が遺伝の影響を受けていると考えられており、これは本人の意思と努力ではどうにもならない部分が非常に大きいのです。

体形や筋肉量に生まれつきの差があれば、いくらそれを動かす運動神経に差がなかったとしても、結果的に運動能力にはどうしても差が生じてしまいます。

そういう意味では、子どもの頃から運動嫌いで体形にも恵まれていない人の場合、大人になってから運動神経を良くすることは、かなり難しいでしょう。

とはいえ、運動の成績に関係なく、身体を動かすことは健康には明らかに効果があるので、がっかりせずに、運動を続けることをおすすめします。

音楽家や画家など、特別な才能もまさか遺伝子で⁉

　できることなら、自分の子どもを音楽家にしたい、画家にしたい、作家にしたいと夢見る親御さんは結構いるでしょう。もちろん、親の希望とは関係なく、自分自身が子どもの頃からそうしたプロフェッショナルになりたいと夢見て、実際に努力している人もいるはずです。

　でも、ある研究結果によると、これらの才能の多くは遺伝によるところが大きいと結論づけられています。

　たとえば、執筆の才能は、約8割が遺伝の影響とされています。つまり、文章を書くのが苦手な人は、どんなに努力しても作家になるのは難しいということです。

　ちなみに、数学の才能も、執筆と同じく約8割が遺伝の影響とのこと。数学者もどこか芸術家的な香りが漂いますが、やはり特別な才能のある人だけがなれる世界なのでしょう。

それをさらに上回ったのが、音楽の才能です。こちらはなんと約9割が遺伝なのだとか。確かに、優れた音楽家の家庭には同じように才能あふれる音楽家が多い傾向にあるので、皆さんも納得のいくところではないでしょうか。昔から、「作曲は、才能のない人には絶対にできない」といわれていましたが、それを裏付けるような結果といえるでしょう。

そこへいくと意外なのが、美術の才能です。こちらは、約半分が遺伝ということなので、努力次第で画家になれる人の枠が、音楽家や作家に比べるとぐっと広がります。

1つの研究結果ではありますが、生まれたときから自分の才能のかなりの部分が決まっているのだとしたら、やっぱり、ちょっとさびしいですね。

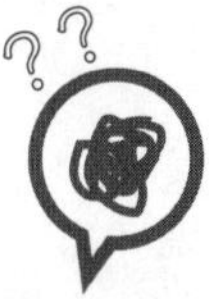

両親の身長から背の高さが導き出せる計算式があった！

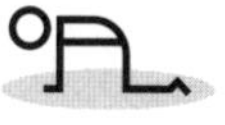

身長などの体形は遺伝の影響が強いことは、皆さんも経験的になんとなく認識していることでしょう。実は、両親の身長から、子どもの身長を導き出せる計算式があることをご存じでしょうか。この計算式に当てはめると、生まれてくる子どもが大人になったとき、どれくらいの身長になるのか、事前にだいたいつかむことができます。

男子の身長＝（父親の身長＋母親の身長＋13）÷2＋2

女子の身長＝（父親の身長＋母親の身長－13）÷2＋2

たとえば、父親が170センチ、母親が160センチだった場合、男の子なら、（170＋160＋13）÷2＝171・5＋2＝173・5センチ、ということになります。あくまでも目安ではありますが、実際に成長する前から身長が決まってしまうなんて、ちょっぴりざんねんな気分になる人もいるかもしれませんね。

太りやすい人は、実際にいる！

「そんなに食べてないのに、どうも太る」とか「ちゃんとダイエットしているのに、なかなかやせない」という話は、私自身、けっこう聞きます。

実際、ほとんど何の努力もしていないのにスリムな人もいれば、かなり節制している割にはぽっちゃりしがちな人がいます。生まれつき太りやすい人とそうでない人とでは、何がどう違うのでしょうか。

その点にふれる前に、まずは、私たちが太る主な理由を確認しておきましょう。

1つめの太る理由は、〝食べすぎ〟です。消費エネルギーより摂取エネルギーが上回れば、余ったエネルギーが体脂肪になるのは必然でしょう。

次が、食べ方です。1日の摂取エネルギーが同じであっても、食事の回数や時間が不規則だと、そうでない人に比べて明らかに太りやすくなります。特に夜は副交感神経が優位になり、消化管機能が高まって食物エネルギーの消化吸収がよくなるので、昼間食事するより、貯蔵脂肪が増えてしまいます。「夜食を食べると太る」とよくいわれますが、その大きな理由はここにあります。

当然、運動不足も影響します。消費エネルギーが低下するのはもちろんですが、それだけではなく、エネルギーが体内に貯蔵されやすい体質になっていくのです。インスリンが働きにくくなるため血糖を下げる作用が低下してしまい、血糖値が高くなります。その結果、余分な糖分がどんどん貯蔵されてしまうのです。

以上の太る理由は、本人の努力次第で、かなりの改善が見込めるはずです。しかし、食べる量や時間に注意し、それなりに運動をしたとしても、どうしても太りやすい人は確かに存在します。

そんな人が太りやすい原因は、ずばり、肥満遺伝子の存在にあります。

肥満遺伝子とは、遺伝子異常により、基礎代謝で使われるエネルギー量を減少させる作用を持っている遺伝子のことで、日本人の多くは、何らかの肥満遺伝子を多少は持っていると考えられています。いくつか例を挙げておきましょう。

◎β3AR……脂肪を分解させるホルモンの働きが弱く、基礎代謝量が150kcal少ない。内臓脂肪がつきやすい。

◎UCP1……脂肪を燃焼させる働きが弱く、基礎代謝量が50kcal少ない。内臓脂肪がつきやすい。

◎FTO……食欲調節に関連している因子の働きが弱く、食後の満腹感が得られにくい。子どものうちから肥満になりやすい。

現在、遺伝子検査で自分の肥満遺伝子がわかれば、その人に合った効率的なダイエット法を見つけることも可能ですが、ざんねんながら、お金も時間もかなりかかるのが実情です。できることなら、肥満遺伝子はあまりたくさんは持っていたくないというのが、正直なところでしょう。

天然パーマに生まれた事情とは…

日本人といえば、黒髪・直毛のイメージが強いですが、天然パーマ＝いわゆるくせ毛の人も、けっこういます。どちらがいいという話ではありませんが、生まれつき天然パーマの人の中には、「できれば直毛に生まれたかった」と思っている人が少なくないようです。

そもそもくせ毛になるかならないかは、毛穴の状態によって決まってきます。直毛の人は、毛穴の中もまっすぐなのですが、くせ毛の人は、毛穴の中がカーブを描いているため、そこで生まれる毛もカール状になるのです。

それでは、毛穴の中がまっすぐになるか、カール状になるかの分かれ道は、どこにあるのでしょうか。

それはやはり、遺伝です。

髪質は遺伝の要素が大きいことが明らかになっていて、両親が直毛だと子どもは直毛に、両親がくせ毛だと子どもはくせ毛になる確率が高いようです。特に、くせ毛は直毛と比較して優性遺伝（より遺伝しやすい）であるため、仮に両親のどちらかが直毛、どちらかがくせ毛だった場合、子どもがくせ毛になる確率は50パーセントよりも高い、70パーセントだといわれています。

なおかつ、親→子ではなく、一世代飛び越して、祖父母→孫に遺伝する隔世遺伝もあるので、仮に両親が直毛でも、祖父母にくせ毛がいると、子がくせ毛になるケースもあります。

また、生まれたときは直毛でも、思春期の頃からくせ毛になる人もいます。これは、子どもの頃はまだ不安定だった頭蓋骨や頭皮、毛根の状態などが、成長によって安定してくることで、その人が本来持っていたくせ毛の体質が現れてきた結果です。男性ホルモンや女性ホルモンの影響で、身体のさまざまなところに変化が現れてくる時期なので、くせ毛になるのも、そのひとつというわけです。

大きい、たれる…悩み多い「お尻」って、よく考えたら、何のためにある…？

男性も女性も、できることならキュッと持ち上がった、適度な大きさのお尻が理想でしょう。放っておけば、年齢とともにたれるのは必至ですし、そもそもこんな風にこんもりとしたお肉がなんで必要なんだろうと思ったことはありませんか。

実は、このようにお尻が発達しているのは、数ある動物の中でも人間だけ。どうして人間のお尻だけが、ここまで発達したのでしょうか。

私たちのお尻は、大、中、小3つの殿筋《でんきん》と呼ばれる筋肉で構成されており、その主な部分は大殿筋です。これらの筋肉の主な役割は、骨盤の位置を維持しつつ、お尻から太ももにかけての筋肉を曲げ伸ばしすることにあります。つまり殿筋は、歩く、走る、階段の上り下り、跳躍などの動作の多くを担っています。

では、チンパンジーなどの霊長類はどうでしょうか。

彼らもやはり、人間と同じように大、中、小3つの殿筋を持っています。しかし、人間ほど丸々と発達しているわけではありません。

まず、大殿筋の構造から見てみましょう。チンパンジーなどの霊長類の大殿筋は、骨盤の下のほうにある座骨から太ももへとつながっています。人間の大殿筋に比べると長さは比較的短く、引き締まった構造になっています。

一方、私たちの人間の大殿筋は、骨盤のもっとも上のほうにある腸骨とつながっています。ほぼ腰の部分から太ももへつながっているため、他の動物に比べて長くなっています。そして、この大きな大殿筋があることで、私たち人間は直立した状態でも幅広い範囲の筋肉を支え、長時間二足歩行することができる、というわけです。

つまり、私たち人間のお尻は、直立姿勢でも上半身をしっかり支え、バランスを保っているために必要不可欠な部分なのです。

この問題について、もう少し踏み込んでみましょう。

人間が二足歩行できるようになったのは、もともとこの大殿筋が発達していたからなのでしょうか。あるいは、人間が二足歩行するようになったから、大殿筋がこのように発達したのでしょうか。

　まさに、卵が先か、鶏が先かといった問題ですが、近年になってある科学雑誌に、非常に興味深い論文が発表されました。

　それは、コンピューターを使い、人間の骨の形の変化が筋肉にどんな影響を与えたのかシミュレーションしたもので、論文によると、私たち人間の祖先は、大殿筋を発達させるよりも前に、直立歩行をはじめたという結果が出た、という内容でした。

　このシミュレーション結果を信じるなら、私たちのお尻は、祖先が二足歩行をはじめたことでこのように丸々と発達することになった、といえるわけです。

　そんなお尻の存在意義がわかると、多少お尻が大きくてもたれてしまっても、ざんねんどころか、そこにあることのありがたみが、強く感じられますね。

太陽を見るとクシャミが出る人と出ない人がいる！

クシャミが出そうで出ないのは、なんとも気持ちの悪いものです。そんなとき、「太陽を見ると出るよ」とか「まぶしい光を見てごらんよ」と、言われたことはありませんか。

中には、太陽なんか見たってクシャミなんか出るはずないと思いつつ、実際に見てみたら途端にクシャミが出て驚いた経験のある人もいるでしょう。

実はこれは「光クシャミ反射」と呼ばれているもので、日本人の場合約４人に１人に見られる不思議な現象として知られています。

光が刺激となって、反射的にクシャミが出る現象なのですが、光クシャミ反射が起こる人、起こらない人、起こる人の中でも室内の照明のように弱い光でもすぐに反応してしまう人もいれば、かなり強い太陽光にだけ反応する人もいます。

問題は、その理由というか、しくみなのですが、ざんねんなことに、その点はよくわかっていません。

ただし、光クシャミ反射を持っている人は、その家族も同様に持っていることが多いため、生まれ持った体質であり、優性遺伝ではないかと考えられています。

光クシャミ反射が強すぎる人は大変だと思いますが、適度にある人は、鼻がムズムズしてきたら太陽を見ればスッキリとクシャミが出るわけですから、ちょっと便利な気がしないでもありません。

ちなみに猫にも同じような光クシャミ反射があります。猫の場合、光に関係する神経突起が、鼻汁の分泌を調整する神経と接触しているため、そうした構造がこの現象に関係していると推察されています。

【主な参考文献】

『グレイ解剖学 原著第3版』（エルゼビア・ジャパン）
『プロが教える 筋肉のしくみ・はたらきパーフェクト事典』（ナツメ社）
『ぜんぶわかる人体解剖図』（成美堂出版）
『ぜんぶわかる筋肉・関節の動きとしくみ事典』（成美堂出版）
『イラスト解剖学』（中外医学社）
『想定外の人体解剖学』（エイ出版社）

本文デザイン／青木佐和子
編集協力／上原章江

人生の活動源として

いま要求される新しい気運は、最も現実的な生々しい時代に吐息する大衆の活力と活動源である。

文明はすべてを合理化し、自主的精神はますます衰退に瀕し、自由は奪われようとしている今日、プレイブックスに課せられた役割と必要は広く新鮮な願いとなろう。

いわゆる知識人にもとめる書物は数多く窺うまでもない。

本刊行は、在来の観念類型を打破し、謂わば現代生活の機能に即する潤滑油として、逞しい生命を吹込もうとするものである。

われわれの現状は、埃りと騒音に紛れ、雑踏に苛まれ、あくせく追われる仕事に、日々の不安は健全な精神生活を妨げる圧迫感となり、まさに現実はストレス症状を呈している。

プレイブックスは、それらすべてのうっ積を吹きとばし、自由闊達な活動力を培養し、勇気と自信を生みだす最も楽しいシリーズたらんことを、われわれは鋭意貫かんとするものである。

―創始者のことば― 小澤和一

著者紹介

工藤孝文〈くどう たかふみ〉

1983年福岡県生まれ。福岡大学医学部卒業後、アイルランド、オーストラリアへ留学。帰国後、大学病院、地域の基幹病院を経て、現在は、福岡県みやま市の工藤内科で地域医療を行っている。専門は、糖尿病・ダイエット治療・漢方治療。「ガッテン！」(NHK)、「世界一受けたい授業」(日本テレビ)など、テレビ番組への出演・医療監修のほか、ダイエット関連の著作も多い。日本内科学会・日本糖尿病学会・日本肥満学会・日本抗加齢医学会・日本東洋医学会・日本女性医学学会・日本高血圧学会・小児慢性疾病指定医。

医者《いしゃ》も驚《おどろ》いた！

ざんねんな人体《じんたい》のしくみ

青春新書 PLAYBOOKS

2019年5月30日　第1刷

著　者　工《く》藤《どう》孝《たか》文《ふみ》

発行者　小澤源太郎

責任編集　株式会社プライム涌光

電話　編集部　03(3203)2850

発行所　東京都新宿区若松町12番1号 〒162-0056　株式会社青春出版社

電話　営業部　03(3207)1916　振替番号　00190-7-98602

印刷・図書印刷　製本・フォーネット社

ISBN978-4-413-21135-2

©Kudo Takafumi 2019 Printed in Japan

本書の内容の一部あるいは全部を無断で複写(コピー)することは著作権法上認められている場合を除き、禁じられています。

万一、落丁、乱丁がありました節は、お取りかえします。

青春新書
PLAYBOOKS
人生を自由自在に活動する——プレイブックス

おかずがいらない炊き込みごはん
検見﨑聡美
ぜんぶ炊飯器におまかせ！
これ一品で栄養バッチリです。
P-1128

ホモ・サピエンスが日本人になるまでの5つの選択
島崎　晋
日本の人類史が
一気にわかる！
P-1129

自己肯定感を育てるたった1つの習慣
植西　聰
「マイナスの勘違い」は
いつからでも書き換えられる。
読むだけで自然な自信が
わいてくるヒント
P-1130

知っていることの9割はもう古い！理系の新常識
現代教育調査班［編］
あなたの科学知識を
〝最新〟にアップデート！
P-1131

お願い　ページわりの関係からここでは一部の既刊本しか掲載してありません。
折り込みの出版案内もご参考にご覧ください。

青春新書
PLAYBOOKS

人生を自由自在に活動する――プレイブックス

いちいち不機嫌にならない生き方
名取芳彦
人の一生は〝機嫌の格差〟でこんなに変わる――下町の和尚がきれいごと抜きで明かす〝心の急所〟
P-1132

やってはいけない愛犬のしつけ
中西典子
2100頭の問題行動を解決してきたカリスマトレーナーが新時代のしつけを初公開！
P-1133

日本人の9割がやっているもっと残念な習慣
ホームライフ取材班［編］
ここが〝常識〟の落とし穴！間違い！台無し！逆効果！の132項目
P-1134

医者も驚いた！ざんねんな人体のしくみ
工藤孝文
これは神秘か、はたまた誤算か！衝撃の〝トホホな〟実態とは!?
P-1135

お願い　ページわりの関係からここでは一部の既刊本しか掲載してありません。
折り込みの出版案内もご参考にご覧ください。

青春新書プレイブックス好評既刊

青春新書 PLAYBOOKS

日本人の9割がやっている 残念な習慣

ホームライフ取材班[編]

まいにちNGだらけ!?

ISBN978-4-413-21115-4
本体1000円

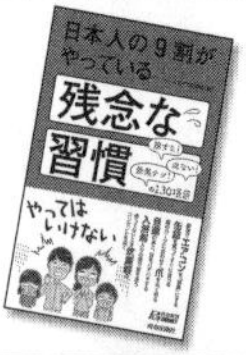

日本人の9割がやっている もっと残念な習慣

ホームライフ取材班[編]

いまのままで、いいですか!?

ISBN978-4-413-21134-5
本体1000円

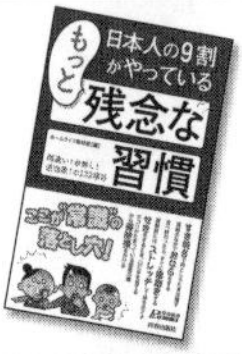

日本人の9割がやっている 残念な健康習慣

ホームライフ取材班[編]

ちまたの常識はもう古い!?

ISBN978-4-413-21125-3
本体1000円

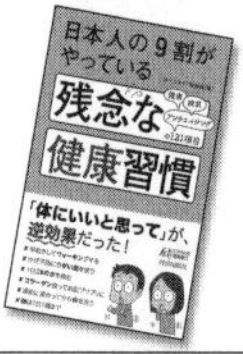

日本人の9割がやっている 間違いな選択

ホームライフ取材班[編]

そっちじゃありません！

ISBN978-4-413-21121-5
本体1000円

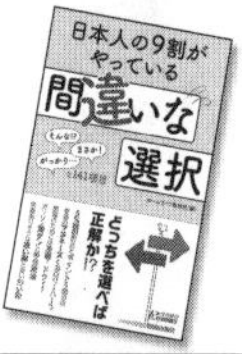

栄養と味、9割も損してる! 残念な料理

ホームライフ取材班[編]

"料理の常識"は間違いだらけ!?

ISBN978-4-413-21123-9
本体1000円

※上記は本体価格です。（消費税が別途加算されます）
※書名コード（ISBN）は、書店へのご注文にご利用ください。書店にない場合、電話または Fax（書名・冊数・氏名・住所・電話番号を明記）でもご注文いただけます（代金引換宅急便）。商品到着時に定価＋手数料をお支払いください。
〔直販係　電話03-3203-5121　Fax03-3207-0982〕
※青春出版社のホームページでも、オンラインで書籍をお買い求めいただけます。ぜひご利用ください。〔http://www.seishun.co.jp/〕

お願い ページわりの関係からここでは一部の既刊本しか掲載してありません。折り込みの出版案内もご参考にご覧ください。